自分で決める

人生の終《しま》い方

最期の医療と制度の活用

高齢社会をよくする女性の会・理事長
樋口恵子［編］

ミネルヴァ書房

景の中にいます。

高度医療の発達によるいわゆる延命医療、在宅死から80％にまで増えた病院死、家族が少ない、いない人たちの増加。すべて今を生きる人々の命の終わりにかかわる大変化です。

本書ではこの問題にかかわる現場の医師、法律学者、弁護士など多様な立場の専門家から論じていただきました。おかげで問題の全体像が浮かび上がってきたと存じます。ご面倒な校正加筆に応じてくださった先生方に心から感謝し、読者にとって本書がこの問題に関する道しるべとなることを願ってやみません。

2014年4月吉日

NPO法人 高齢社会をよくする女性の会・理事長
樋口恵子

● もくじ ●

企画・編集協力／（株）ミズ総合企画

1 章

最期まで自分らしく生きるために

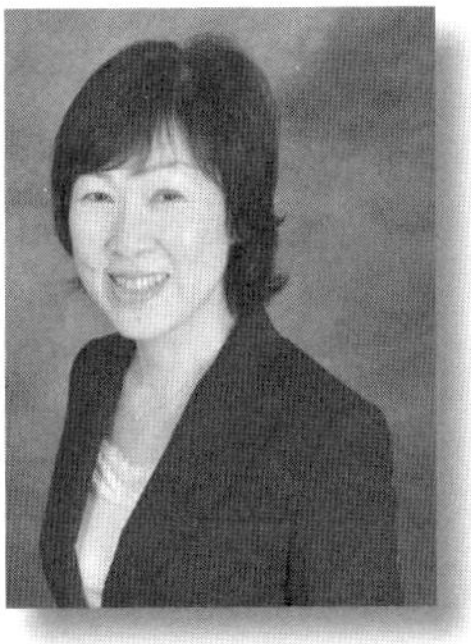

渡辺　敏恵

わたなべ　としえ
自分らしい「生き」「死に」を考える会代表

1 人生の最期を考える

昭和世代と平成世代の考え方の違い

「人生最期の男女共同参画は」と考えると、夫婦でいかに死を迎えるかを考えることではないでしょうか。男性と女性をそれぞれの集合体で考えると、平成時代を生きる世代は男女共通の部分がだんだん多くなってきているのではないかと思います。仕事にしても、男性の看護師も増えてきましたし、保育士も出てきました。また、男性が立ち会う出産も今では当たり前で、母親学級にもパートナーとともに参加される男性もいます。このように、今は男性と女性の共通した体験というのが増えてきている時代だと思うのです。また、社会も生き方も多様化してきて、男女ともいろいろな場面で共有できる時代になってきているとも思います。ただし、これはあくまでも平成世代の人についてではないでしょうか。

昭和生まれで団塊の世代の男性と女性の関係を思い起こしてみると、これはかなり違ってきます。個人差はあるでしょうが、大まかにいうと、この世代では男性と女性の仕事・

生活の役割分担がはっきりしていたのではないかと思います。子どもが生まれた、親が死んだなどという場合、そのプロセスでは多くを女性が担っていたと思います。出産も、子育ても、親の介護も1人でこなし、婚家と実家双方の両親を看取ることさえあります。わが子が小さいときは子どものおむつを換え、成長してからは親のおむつを換えと、女性はそのプロセスの中でがんばって生きてきたのです。

男性は、人にもよるでしょうが、その過程を及び腰で、あるいは遠巻きに見ているという感じではなかったかと思います。人生最期の医療のあり方について考えるときも、その状況は続いているのです。いざ最期の迎え方を考えようという段になって、自分のこととしての反応は、「いや、僕はまだこんなに元気だから、最期のことを考えるのはちょっと早いよ。病気といったって、高血圧と糖尿病と痛風しかもっていないから、もっと後になってから考えればいいことです。そんなこと考えたら生きていけませんよ」などと男性はいいがちです。

男性の場合は総論賛成各論反対

一方、女性はいったん理解すると切り替えが早く、考えなければと思ったときはすぐに行動に移します。こういう現実を思うと、団塊の世代の男性は、やはり女性が導いていいかなければならない存在だとさえ思えます。

以前、〈自分らしい「生き」「死に」を考える会〉の講演会の後で、私たちの『私の生き方連絡ノート』を妻から渡されて、「これを参考にして最期の医療について考えてみましょう」といわれたという男性から、「自分は70代だがまだ元気で働いている。一方、妻は毎日遊び歩いている。自分は病気もそれほどないのに、ノートを書けとはじつにけしからん」とお叱りを受けたことがありました。これは妻に対する不平・不満なのだなと思い、思わず微笑んでしまいましたが、これが昭和世代の男性の典型的な例ではないでしょうか。じつは、この男性は70代後半でした。現在の日本の男性の平均寿命は約79歳なので、そんなに時期尚早ではないと思うのですが、いざ自分の身になったとき、総論賛成各論反対と、とられがちな問題です。

日本はいま、高齢社会です。2013年9月の65歳以上の高齢者人口は全人口の25%です。国連の基準では、国の高齢者人口が21%以上の場合は超高齢社会と定義されているので、日本はすでに「超」のつく高齢社会になっているわけです。一方、日本の医療水準は、WHO（世界保健機関）が世界一と認めていて、そうした環境の中で、私たちは最期の医療を考えなくてはなりません。

生きとし生けるものは必ず死を迎えるという、この平等な現実を思い起こして、病気がなくても、若くても、折にふれて自分の人生、最期を迎えるまでどう生きるかを考えることは自然なことだという認識をまずもっていただきたいと思います。

2 医療は誰のためにあるのか

療養型病院で私が感じたこと

私は、ごく普通の内科医で、とくに高齢者医療や終末期医療に熱心だったわけではありません。その私がなぜ〈自分らしい「生き」「死に」を考える会〉をつくり、活動を始めたのかをまずお話しします。

私は大学病院や急性期の医療現場で働いてきましたが、6年前に療養型病院でも働くようになり、そこで体験したことが、終末期医療を考える大きなきっかけとなりました。療養型病院というのは、急性期病院で病状は一段落したけれどまだ医療が必要で家には帰れない場合に転院する種類の病院です。

私が担当した患者さんは脳卒中の後遺症や重い認知症、遷延性の意識障害――いわゆる植物状態、神経の難病やがんの末期、呼吸器の病気の末期などの方でした。70歳以上の高齢者が大半で、寝たきりといわれる方が多い病棟です。

その患者さんに共通して見られるのは、意識障害があって、意思の疎通がなかなかできないことです。また、意識障害があるために口からものが食べられず、経管栄養（胃ろうや経鼻チューブ）で栄養を摂ります。それができない人は、中心静脈栄養といって、太い血管に管を留置したまま点滴で栄養を摂ります。

排泄はおむつで尿をとる管の入っている人や、気管切開といってのどに穴を空けて呼吸をしやすくしている人もいます。痰をたびたび吸い取らないと死亡する危険のある人や、褥瘡《じょくそう》（床ずれ）ができている人もいます。

経管栄養の場合、チューブから栄養を入れて、その後は口腔ケアで口の中をきれいにします。週2、3回は寝たままで入れる風呂に入り、その日以外は清拭をします。

患者さんはベッドに横になっている時間が多くなるために、手足が萎縮してだんだん筋力がなくなって萎えてきます。手足の関節は拘縮してだんだん曲がり、赤ちゃんのような感じになっていきます。そのため、元気なころとはとても様変わりをした状態になっていきます。家族が来られるたびにそれを目の当たりにするわけですから、それがつらくて足が遠のくという家族もいます。療養というと穏やかなイメージをもたれると思いますが、このような状態ですと、だんだんに抵抗力が落ちてきて、肺炎や膀胱炎、床ずれなどになることもあり、その治療やケアで過酷な闘病を強いられることもあります。それを乗り越えたとしても、人にもよりますが、数カ月から数年、時には十数年の間、亡くなるまでその状態は続きます。

言葉もなく、ただ点滴やチューブで栄養を摂り、排泄する日々を送る患者さんのベッドが並んでいる病室で、私は医者として何ができるのだろうか、これからどう役立ったらいいのだろうかと足がすくむ思いでした。

「医療は人間を幸せにするためにある」とずっと思ってきましたが、はたして幸せがここにあるのだろうか、と思いはじめました。もし本人が望み、納得した結果であれば迷うことはないでしょう。しかし、本人の意思はわからない方ばかりです。

いわゆる人生の最期をこのような状態で過ごすことが、はたしてその人の人生を大切にしているといえるのだろうか、もしこの患者さんたちが話すことができたら何を望むのだろう、何を大切にしてほしかったのだろう、と考えはじめて悩む日が続きました。

「とにかく生かす」という医療者の呪縛

元の病気はさまざまでも、本人の意思がわからない状態での闘病には、家族が節目節目に治療上の選択をしなくてはならないことが起きてきます。食べられなくなったときに胃ろうをつくるか、心臓が止まったときに心臓マッサージをするか、命を永らえるためにどこまで治療するか、本人の状態によっては悩ましい場合も出てきます。しかし、治療しても、もともとの状態が変わるわけではなく、病状が一時的に安定しても、また意識の薄れた中で寝たきりの日々を送ることになるのを見るのに耐えかねて、積極的な治療を選べない家族にも出会いました。

今まで私は、急性期病院で治療をしてとりあえず病状は落ち着いた患者さんを療養型病院に送るという立場でした。しかしその後、本人だけでなく、家族にも過酷な闘病が継続しているという事実を理解していなかったのだと愕然としました。

医師や看護師は、とにかく命を救うのだ、一秒でも長く患者さんを生かすのだという意識を医学教育の中で叩き込まれます。できる治療はすべてしないと罪だ、という呪縛のような感覚があります。しかし、治る病気ばかりではないのですから、長さだけでなく、残された人生の日々をどういう状態で生きるかという、生きる質も大事に考えなくてはならない場合もあるはずです。では、こういう呪縛は医療者だけにあるのでしょうか。

「死は敗北」と思う家族の呪縛

たとえば、高齢になった親がだんだん口から食事がとれなくなってきたとき、胃ろうを使って延命を図るかどうかということは、なかなか決断が難しい問題です。本人が元気なときに、食べられなくなっても胃ろうはいやだと思っていても、本人が話せない状態の中で、家族はとりあえず命を永らえるために、と選択することも多いのです。どんな状態になっても長生きしてほしいという肉親の情愛が優先しがちですが、そこには本人の希望や生きる質といったものは入ってこないことが多いのです。

また、日本では、死について話すことは縁起でもないこと、と忌み嫌う傾向にありますから、いざその人の生き方や死に際の希望を考えたとき、家族も誰もわからないということが多いのです。とにかくどんな状態でもいいから、少しでも長く生きることが幸せで、死は敗北だという感覚は、家族の呪縛といえるかもしれません。

本人の意思がわからない状況のときにどのように患者さんや家族と向き合っていったらいいのだろうか。こう悩んでいるときに知った、東京大学大学院のプログラム「臨床死生学――医療・介護従事者のための死生学セミナー」で学ぶようになって、いろいろな立場

図表1-1　終末期医療問題の表面化

富山県射水市民病院…呼吸器取り外し事件

⬇

- 終末期医療の決定プロセスに関するガイドライン
  厚生労働省　2007年　5月
- 救急医療における終末期医療に関するガイドライン
  日本救急医学会　2007年11月
- 終末期医療に関するガイドライン
  日本医師会　2008年　2月
- 終末期医療に関するガイドライン
  全日本病院協会　2009年　5月

や職業の人に出会い、悩んでいるのは私だけではないことを知りました。

そして、人間は元気なころにどんなに幸せな生活をしていても、亡くなる前の最後の１年、１カ月、場合によっては1週間をどのような状態で迎えるかが、その人の人生の幸せを大きく左右するのではないか、と思えてきました。また、人はそれぞれ違う生き方をしてきたのですから、その死の迎え方も人それぞれでいいのではないか、やはり本人の望むかたちがいちばんではないかと思いました。でも、事前に医療の知識がなければ、選ぶことはできません。また家族の理解も必要になってきます。いったいどうしたらよいのだろうか、よい方法はないだろうかと考えるようになりました。

ちょうどそのころ、２００６年に富山の射水市民病院で、がんの末期の患者さんにつけた人工呼吸器を十分な議論のないまま、外科の医師が外してしまったケースが「呼吸器取り外し事件」として報道されて、テレビや新聞紙上でかなり論争になりました。これは、じつは医療界にとってとても大きな問題でした。

「終末期」を判定することの難しさ

これを機に医療の現場でも、終末期とわかっていても、いったん始めた治療を簡単に中止できない状態でどうしていったらいいのかということに関して、さまざまな議論がなされました。そして厚生労働省や日本救急医学会、日本医師会や全日本病院協会などといったところから次々にガイドラインが出されたのです。

これらのガイドラインの基本は、簡単にいえば次のとおりです。

・本人の意思が優先。
・本人の意思がわからないときは家族の意思で決める。
・家族と話し合えないときは医療チームが相談して決める。

ということですが、家族の意見がまとまらないこともあり難しい場面もあります。

　また、終末期医療といっても、じつは「終末期」という言葉の定義も病気や病状によっていろいろな点で判断が難しい場合もあり、どの時点を終末期と考えるか、はっきりといえない場合も出てきます。

　実際にはどの時点を終末期ととらえるか、１人ひとりの患者さんの状況で注意して考える必要があり、判断が難しいのです。

　家族の立場から考えると、自分の意思を日ごろから家族に話している人はたいへん少数派ですから、本人の代わりに治療の決断をするということがじつはたいへん難しいことで、家族の心の負担になっているのです。

3 自分らしい生き方・逝き方

〈自分らしい「生き」「死に」を考える会〉発足

こんな経験から、何とかして皆さんに終末期の状態を考えていただこうと、先述のセミナーで出会ったメンバーを中心に２００８年の10月に、〈自分らしい「生き」「死に」を考える会〉をつくりました。この会を通じて、患者さんやご家族に正しい医療の知識や現場の情報を知っていただき、日ごろから考えるきっかけにしていただきたいと考えました。

会の趣旨は次の3点です。

1番目は、さまざまな終末期のかたちを認めようということです。

1人ひとりにそれぞれの生き方があるように、死に向かうかたちもさまざまであっていいのではないか。つまり、特定のかたちをすすめるというのではなくて、個人個人の考えを大切にしようということです。たとえば1分1秒でも、長く生きるという選択のほかに、どのような状態で生きたいかという、生きる質を優先したい人もいるのではないかということです。またいわゆる尊厳死をすすめているわけではありません。本人にとっての尊厳は何かということを、自分で考えることがまず大切だと思っています。

2番目に、本人が決めたことを尊重しようということです。

医療者側や家族側が、治療や延命の方法を一方的に決めるというのではなくて、個人の生き方や考え方を尊重して自分で決めるために、家族や、周囲の人たち、医師などと話し合う機会をつくることが大切だということを伝えていこう、ということです。

それから3番目には、自分で決めるためのお手伝いをしようということです。

自分で決めるためには情報が必要です。医療情報や知識、また終末期の実例などをホームページや講演会などで知っていただこう。そして、自分の意思を残すひとつの方法として、医療の希望を中心に書き込んでいく方式の『私の生き方連絡ノート』(受けたい医療を家族に伝える〜医療のためのエンディングノート)もつくりました。

会のメンバーは医療関係者だけでなく、主婦・編集者・臨床心理士・看護師・大学院生など、職業も多様、年齢も20代から50代とさまざまで、片寄らないように公平な見方を心がけました。

会のホームページには、具体的な闘病のときの話や、治療の判断をするときに必要な基礎知識、また、医療や人生に関係するようなテレビ番組なども毎週ピックアップして載せています。医療的なことをわかりやすく解説しているものもあるので参考にしてください。さらに、東京大学の清水哲郎教授のスタッフの先生による臨床死生学の解説や、「デス・エデュケーション」の解説なども載せています。

自分の生き方はみずから線引き

ここで本人の意思と、意思表示について、考えてみましょう。

本人に判断力がある場合には、終末期の医療の選択は、当然本人の意思が尊重されるでしょうし、本人と家族で相談することもできます。しかし、本人が認知症や病気で意思が確認できないときには家族はどうしたらよいか、たいへん判断に迷います。というのも、あらかじめ、いざというときの具体的な医療の選択を話し合っている方は少数派だからなのです。これは、死について語ること自体を不吉なこととして避けようとする日本の風習も影響しているかもしれません。

結局、本人に意識がない場合や判断力がない場合は、家族が終末期の医療の選択をする、つまり生き方の線引きをすることになってしまうのです。これは家族にとっては、たいへんな心の負担になります。また本人にとっては、自分が思っていたような終末期が迎えられないということも起こるわけです。自分の考え方を尊重してほしいときは、元気なうちから考えて、自分の生き方は自分で線引きをするというくらいの心構えが必要だと思っています。

時には患者さんの家族が、「これだけ長生きしたのですから、あとは自然に逝ってほしいと思っています」と話されることがあります。でもその患者さんはというと、急性期の病院で、意識のない状態で、できることはすでにすべてなされていて、とても自然に、という状態ではないこともあるのです。自然に逝く、という言葉は非常に耳ざわりのいい言葉ですが、何が自然になのかはとてもあいまいなのです。高齢者の場合、もし自然に逝く、ということを実現しようと思えば、自宅で近所の開業医に往診してもらいながら、口から入るものだけを無理せず食べて、最期は眠るように息を引き取るという、昔ながらの「老衰」という死に方をされるのが「自然に逝く」ということのように私は思います。でも、今では老衰という最期はほとんどないというのが現実です。

知らぬは本人ばかりという現状

さて、次に本人の意思表示について考えてみましょう。

日本では、なぜか患者さんが高齢だと病気のことをはじめに本人に話さないで、まず「こういう重い病気なんです」と家族に話して、家族の方から「本人には、こんなことは絶対にいわないでください」と頼まれれば、やはり本人にはいえません。その結果、とうとう最期まで本人が病気の真実を知らされないまま、治療が決まったり、亡くなったりということさえあります。

これは家族の愛情からきているのかもしれませんが、ほんとうにこれでいいのでしょうか。自分が知らないうちにいろいろ決まってしまっていいですか。高齢者も自分で知って自分で考える権利があると思うのです。本人不在でいいでしょうか、ということです。ただ、高齢の方にひとりぼっちで何でも決めてください、というわけではなくて、医療側や家族のサポートが必要で、いっしょに考えていくということが大切だと思います。自分の考えを大事にしたければ、それを明らかにしておかなければなりませんし、それが、ひいては家族が判断しなくてはならない状況になったときに、たいへん助けになるのです。家族への愛情の証とさえ思います。意識のない親御さんの治療をどうするかという難しい判断をしなくてはならないご家族とお話ししていて、切実にそう感じてます。

『私の生き方連絡ノート』について

自分の意思表示を残しやすいように、おもに受けたい医療を伝えるための『私の生き方連絡ノート』を会では作成しています。このノートの中ほどでは、病気になったときの希望を、意思表示のできる場合と、できない場合に分けて、書けるようになっています。

意思表示のできない場合も、

A．急病・事故などで意識が鮮明でないとき（急性期）

B．病気・事故などの闘病が長期間続き、かつ意思表示ができないとき（慢性期）

C．認知症が進んだとき

以上の各場合に分けて書き込むことができます。また、判断が難しいときには自分の生き方などを日ごろから知っている人に判断してもらうために、代理人を書くこともできます。

ノートの中は見開きページになっています。左側のページには考えるポイントが項目ごとに挙げてあり、それを見ながら自分の場合を考えて、右側のページは自分で書き込めるようになっています。最後には意思表示カード（携帯用もあり）があり、急病の場合の治

★ このノートに書くこと ★

全部で6つのパートに分かれています。記入する順番に決まりはなく、書きやすい項目から進めてかまいません。このノートは自由記述式なので、最初は書きにくい部分もあるかもしれませんが、記入例を参考にしながらゆっくり書いていきましょう。

1. 自分のことについて … P.6～7，P.9

自分の名前、住所、かかっている医療機関などを書きます。次に、大切にしていること、自分の「生き方」について考えてみましょう。

↓

2. 自分が望む医療について … P.11

今の自分が、病気になったとしたら、どのような医療を望むか、治療をしながら何を大切にした生活をしたいかを考えてみましょう。

↓

3. 自分で意思表示ができるとき … P.13

病気になったときに、病気について知りたいか、知りたくないか、自分の病気について知っておいてほしい人を書いておきましょう。

↓

4. 自分で意思表示ができないとき … P.15

急病や事故、認知症などで自分で意思表示ができない場合、どのような治療や生活を望むのかを書いておきましょう。

↓

5. 自分の代わりに判断してほしい人 … P.17

自分の治療や生活について、自分の代わりに判断してほしい人がいる場合は、書いておきましょう。

↓

6. 意思表示カードの記入 … P.19

自分の希望について、カード形式で記入します。
このノートの保管場所を書いた携帯用カードも用意しましょう。

『私の生き方連絡ノート』（冒頭ページ）より

療方針や延命を望まない場合はその理由を書くことができます。

このノートは、年齢や健康かなどには関係なく、自分の生き方を考えることから始めて、やがて自分が高齢になったときのことや病気になったときを考えるきっかけとしても使っていただきたいと思っています。そして、自分だけでひそかに書き残すということではなく、家族や主治医などと相談したり、自分の意志を理解してもらいながら書き進めていくことが大切です。

考えよう・伝えよう・書き残そう

人の生き方はさまざまです。ひとつとして同じ人生はありません。それと同じように、人生の最終段階でどこまで医療を行うか、延命治療をするか、しないかなどさまざまな考え方があります。個人の死生観を含めて、私たちの社会でどのような最期の迎え方が認められていくのかは、医療者だけでなく、個人個人ひいては社会全体で議論することで、その過程を経て社会の受け止め方も変わってくると思います。

1人ひとりが人生の最期までをどのように生きてゆくかを考え、家族や医療者に伝え、周囲は本人の意思を温かく受け止め、状況に応じて相談しながら『私の生き方連絡ノート』

などに書き込んでいき、たとえ本人が意思表示のできない状態になっても書き残された意思を尊重して、本人・家族・周囲の人々が1人の人間の後悔のない最期を見守る。すなわち最期まで自分らしく生きるためには、考え・伝え・書き残すという3つの過程が大切であることをこれからご自分のこととして考えはじめていただきたいと思います。

2章

在宅医療から見た
家で看取る終末期

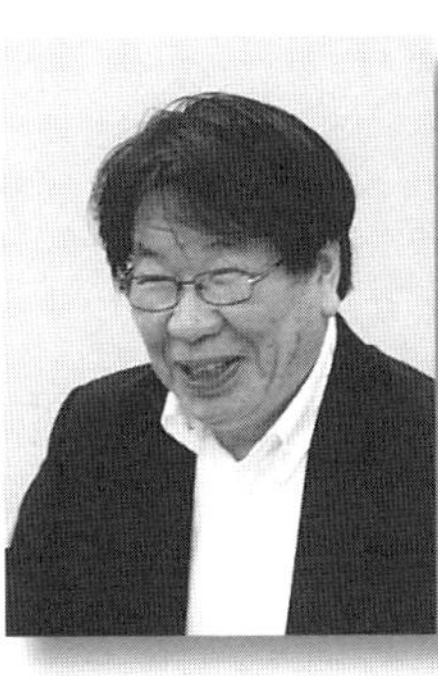

新田　國夫
にった　くにお
医療法人
社団つくし会理事長

1 高齢者が地域で生活するために

高齢化における当院の10年間の変化

「死に下手な人たちをどう看取るか」。いま団塊世代は、自分の望むように死ぬことができなくて野垂れ死にするのではないかという状況になっているのではないでしょうか。そんな中で、私自身は20年、東京の国立市で在宅医療をやってきましたので、お話ししたいと思っています。

はじめに1人暮らしの99歳男性で、レビー小体病（レビー小体型認知症）で体調を壊された方が書いた俳句を紹介します。

レビー小体病とは認知症のひとつです。アルツハイマー型認知症と比べて認知症症状はひどくはないのですが、幻視が非常に強く、「そこにいるだろう、何々が見えるだろう」などとはっきりいうので、「そんなのはいない」というと、「いや、見える」といったことが、患者と家族の間で繰り返されるというような病気です。

図表2-1　新田クリニック疾患別訪問診療患者数
（2009年6月～2010年5月）

病名	人数
認知症	32
がん疾患（胃・肺・肝・胆管など）	30
脳梗塞・脳出血	21
心不全	8
パーキンソン病	8
糖尿病	7
腰痛症	5
肺炎	4
うつ病	4
COPD（慢性閉塞性肺疾患）	3
慢性関節リウマチ	2
脳性まひ	2
多系統萎縮（ポリニューロパチー）	1
その他（頸椎損傷、廃用症候群、視力障害など）	6

少し調子が悪くなって動けない時期に書いた「百歳はならず、白寿の花と散る」は、もうだめだと思って辞世の句として書かれたものです。ところが、その後も生き永らえることになりました。しかし、幻視はさらに強くなって「幻の夢、恐ろしさに夏のあと」という句を、寝たきりで意識の朦朧とした状態で書かれました。少し元気になったときに、「百歳を目指して挑む暑さかな」「幻の影、潜めけり盆の入り」「幻の影、遠ざかり盆を越す」「夏ゆきて幻の遠くなる」「命持て限りある身の秋惜しむ」などと、そのときどきの幻視のつらい状態を句に書くのですが、最期にまた体調を崩して「猛暑なお猛暑の中に命あり」の句を残して逝かれました。

当院についての状況を紹介します。

私ども新田クリニックは外来診療と訪問診療、訪問リハビリテーションやデイケアなどを行っています。図表2－1からわかるように、訪問診療の患者疾患別では、認知症がいちばん多くなっています。次に、がん患者も多数を占めていて、脳梗塞・脳出血の患者と続きます。

いわゆる脳卒中といわれる症状は脳梗塞と脳出血で、昔は脳出血が主だったのですが、今は64％が脳梗塞。次第に血管が詰まって、どこかが麻痺するか、かなり詰まったために少し認知症症状が出てくるもの、これが脳梗塞です。高齢における三大疾患といわれているのが、脳梗塞、がん、認知症です。続いて、心不全、パーキンソン病などです。在宅患者に若い方もいるため、神経難病から脳性まひなどの疾患もあります。

年齢別にみると、やはり高齢者が多く、80代がトップ、次に70代、90代と続きます。介護保険が始まって10年以上経ちます。私は当初、要支援はいらない、重度者のみでいいと思っていましたが、10年経って81～82歳で要支援1～2の人が多くいることがわかりました。この人たちはちょっとしたことでも要介護になってしまいます。要支援1～2の人へ生活支援サービスをきちんと導入しないとすぐ重度化してしまうことがわかったのです。こうして見ても、この10年の間の日本の高齢化というのは非常に恐ろしい変化を遂げています。

家族構成に関してもだいぶ変わってきました。以前は2世代同居の方が半数以上でしたが、この10年で単身世帯と夫婦のみ世帯が増えてきました。訪問診療をするのは、2人暮らしの場合は高齢夫婦のどちらかが要介護状態で、かつ重度の状態で動けない人の家庭です。おもな介護者は、以前は息子の配偶者（お嫁さん）でしたが、最近は妻になり、娘になり、さらに息子になり、娘、息子による介護が非常に増えています。息子も娘も40代、50代の働き盛りで、仕事と両立させながら父母のどちらかを介護し、たいへんな介護労働を強いられているのが実態です。場合によっては、仕事を辞めざるをえない場合もあり、介護貧乏になっていくこともあります。

訪問診療の期間に関しては、いちばん多いのは6カ月、1カ月から6カ月ではがん患者が多く、当院ではがん患者の１００％が在宅で亡くなられています。長期間の場合、認知症なども含めて5年以上の患者もいます。

日常生活の支援は地域が主体

75歳以上の後期高齢者の場合、15%が要介護状態ですが、残る多くが元気な人です。そこで私は、元気な高齢者が地域でがんばれるシステムを工夫していく必要があると思っています。２０１２年の介護保険の改正では、介護予防・日常生活支援総合事業が創設されました。地域が主権者になっていますから、軽度者や元気な人をどうするか、医療と介護の連携についてどうするか、やはり地域で考えていきたいと思います。

私は「生活支援」を徹底していきたいと考えていますが、国があまりにも細かくシステムを決めすぎるので、もっと大雑把にして、運営方法を地域に任せたほうがいいと思っています。そうすれば、地域の要支援1～2の高齢者の生活を守れると思います。

高齢者の生活を守ることは大切です。たとえば、電球を換えるなどの簡単な行為でも腰痛になることもありますし、買い物ができないという状況の高齢者もいますから、これらを地域で支援していくことが大切です。

地域でがんばれるようなシステムづくりを工夫することも必要ではないかと思っています。定年で引退すると何もしなくなり、とくに男性はうつ病になりがちです。退職後に地域へ帰ってきた人たちが地域で活動できる社会をつくらなければと思っています。

2　医療における死の問題

胃ろうをつくることの是と非

胃ろうの問題はなかなか難しく、いろいろな意見があると思います。胃ろうとは、内視鏡で胃の壁とお腹に穴をあけて管を通じて栄養分を補給することです。アメリカには、*American Journal of Medicine* という有名な医学雑誌がありますが、それらを見ると、多くの統計で、胃ろうをつくってからの平均余命はだいたい1年半から2年程度です。胃ろうはつくってもつくらなくても同じというデータが出ています。

日本では明らかにこの平均余命は違います。日本はアメリカよりずっとケアがいいからです。日本のケアは熱心で、とくに口腔内ケアを含めて非常によくケアされています。アメリカはナーシングホーム（高齢者介護施設、重度者対応の看護型もある）が多いのですが、口腔内ケアなどあまりやらないで自然に任せますから、早期に肺炎で亡くなります。喀痰《かくたん》等も含めて誤嚥《ごえん》する患者が多くいます。胃ろうは飲み込むことのできない人のためにつくるわけですが、日本では誤嚥しないようにケアをするので長生きします。

ところが、アメリカのデータでは、胃ろうをつくってもつくらなくても同じだというのです。日本でも、外科の胃ろう専門のある先生の統計であまり変わらなかった、と出ています。その先生が胃ろうをつくった患者の平均余命は、非常に短かったのです。

そういう意味でも、つくるかつくらないか、どちらがいいのだろうかという疑問が残ります。じつは、私のところでは5年以上の胃ろう患者が存命しています。この方はＡＬＳ（筋萎縮性側索硬化症）の患者なので高齢者とは少し違うでしょうが、5年以上はたいへん稀なことです。

ある病院へ脳出血で入院したのち、そこからリハビリ病院へ移った女性がいました。ここでは胃ろうをつくらないとリハビリはできないということで、「ぜひ胃ろうをつくってきてくれ」といわれたそうです。

娘さんは、「母は食べることが好きですが、胃ろうをつくれば食べられなくなる。話すことも好きなのに、話せなくなる」といいます。脳死の状態ではなくて声をかければ返事も少しするし、目を開けたりもするようです。そういう状況の中で、「胃ろうをつくるのはいやだ」とお母さんは娘さんに話されたそうです。そこで「わかりました。胃ろうはつくらない」と私がいいまして、お父さんはどうかと聞くと、「妻にはまだ生きていていてほしいからつくってほしい」といいます。胃ろうをつくって生きていてほしいという家族や、本人の感情や意思を重要視する家族などさまざまで、これらの判断は非常に難しいのです。

積極的安楽死と消極的安楽死

最近、私はスウェーデンに行きました。スウェーデンでは「胃ろう問題を解決した」といっていますが、ほんとうかなと思いました。スウェーデンの何人かに聞きますと、「自分が生きたい、家族が生きていてほしいと思った場合は胃ろうはつくります。しかし、自分がいやだ、家族もそうまでしても生きていてほしくないと思った場合にはつくらない」というのが共通した意見でした。たしかに明確です。そういう意味では解決したということなのでしょう。では、本人の意思が確認できない場合はどうしたらいいのかというと、家族が望む場合はやはりつくるという。スウェーデンでも、それはそれで価値があると判断するようです。

脳出血の場合、3カ月から6カ月後に嚥下能力の54％が回復する可能性もあります。先述の女性の例では脳出血後2カ月でしたから、その時点ではまだ結論が出なくて、私は「胃ろうをつくるのは延命行為ではありません」と答えました。その間を経鼻栄養チューブを入れて経管栄養でしのぐか、胃ろうでしのぐかですが、「どちらを選択してもいいでしょう」といいました。

ただし、胃ろうをつくった場合の問題点は、6カ月経っても嚥下障害が治らずに意識も回復しない場合に、胃ろうをやめるわけにはいかなくなることです。やめると1週間から2週間で亡くなられてしまいますから、やめる決定は誰にもできないし、殺人になります。それは、消極的な安楽死ではなく、積極的な安楽死になるからです。

積極的か消極的かも難しい問題を含んでいます。たとえば、1日の摂取カロリーを徐々に減らしていけば、半年間くらいのどこかで死を迎えます。また、人工呼吸器で酸素が3リットル必要な人に対して酸素量を徐々に減らしていく。これらは消極的安楽死なのか積極的安楽死なのか、という問題です。

日本では、積極的安楽死は殺人行為になります。東海大学病院事件、川崎協同病院事件の事案がありましたが有罪になっています。そういう意味でも、私たちは積極的安楽死を選べません。「胃ろうをつくる、つくらない」の判断は、その時点の判断と同時に、それ以降の判断が非常に難しいと思います。

今では私も家族が望むのであれば仕方がないと思っています。本人は意識のない状態ですから判断のしようがないと思います。

スウェーデンをはじめとする各国の医療事情

日本では、1950年ごろまでは82％の人が在宅死を当たり前としてきました。しかし、国民皆保険制度ができてからは誰もが病院へ行くことができるようになりました。病院は急性期の病院ではなく、老人病院で、社会的入院といわれたそのころに病院死が増えたのです。病院死が増えてきた理由には、医療制度の歴史の他に、核家族化の歴史も含まれていますから、家庭で死を迎えるのが難しく在宅で死ねなくなってきたわけです。

世界を見ると、現在病院で死亡する割合は、日本はカナダとともにトップで、80％以上です。韓国では病院死は二十数％です。8割近くの人が在宅死していることは興味深いことです。儒教精神の国であるとはいえ、最近では親を看ない世代が増えていて、今後はどうなるのかなと思っています。

スウェーデンは在宅介護がきちんとしていて、90％強の人が在宅死です。インフォーマル介護で友達はじめ地域で支えていますから、社会的介護がすべてではなく、みんなで支え合っているということを改めて感じました。

スウェーデンでは、1992～2007年にかけて病床数を大幅に減らしました。人口

1000人当たりの病床数が6・7から2・9になって、あまりに減らしすぎたため、市民から苦情が出て、ストックホルムでは病院を1つ作りました。

平均在院日数は4・5日。デンマークも4・5日、ドイツは9日です。ちなみに日本は13~16日、療養型病床等も含めると18日くらいです。

スウェーデンでは1人当たりの在院日数も削減しました。2006年には6日だったのが、09年には4・5日という状況になっています。

ヨーロッパでは、外来件数も少なく、年間の平均外来件数は10日くらいです。

2013年にオランダへ行きました。オランダは家庭医制度が確立しています。75歳以上の高齢者は日本と同じくらい外来医療を利用します。日本では外来が多すぎると開業医の利益の上がりすぎだと責められますが、総合医療を行うことによって、入院を減らして生活を支援する価値をもちます。

スウェーデンではランスティングという、日本の県にあたるところが医療を担当しています。市町村にあたるコミューンでは、在院日数が4・5日以上になると超えた分の医療費をランスティングに払わなければなりません。コミューンは医療費を払いたくないこともあってか、4・5日を超えた場合は地域に迎える方法を整備しています。要するに、スウェーデンでは医療は全部ランスティングがやり、そのあとはそれぞれのコミューンの責任になるわけです。

コミューンでは退院する際にOT（作業療法士）が、どんなサービスが必要か、看護師はどれくらい必要か、アンダーナース（日本でいう准看護師）を何日配置するのかなどを判断します。まずリハビリを中心に考えますが、退院した人たちが生活できるための方法を考えることはコミューンの役割なのです。

重度患者のためには高齢者向け病院があります。在院日数が4・5日を過ぎると高齢者向け病院へ移動するシステムができています。ただし、この高齢者向け病院の平均入院日数は11日です。これは日本の1病院よりも少ないわけです。

しかし、あまりにも機能的であり、よいことばかりではないという感じはします。日本の医療費が右肩上がりになっているのに比べて、スウェーデンでは医療費の対GDP（国内総生産）は他国に比べて低くて医療費は上がっていませんが、高齢化率は着実に増加していて、新しい問題が出てきています。たとえば、多民族国家のスウェーデンへは、中近東はじめ50カ国から移民が入ってきます。その人たちが年をとったとき、周囲に彼らの言葉を理解する人が誰もいないという状況が生まれます。仮に認知症になった場合、周囲が言葉を理解できないと症状はひどくなりますから、50カ国の言葉を理解する人をどう養成するのかが話題になっています。

実情に合わない異状死の判定

次に異状死の話に移ります。

たとえば、心臓がおかしいので危ないと思って救急車を呼んだところ、亡くなっていた場合はどうなるでしょうか。この場合は検死になり、そこが問題になっています。

あるケースでは、急にこのような危ない状況になって家族が救急車を呼びましたが、すでに亡くなっていました。それでも家族は病院へ連れていかないといけないと考えて連れていきましたが、病院は引き取りません。すると、警察から主治医の私に「ここに亡くなっている方がいますが、病院が引き取れないといっています。どうしますか」と連絡がありました。「わかりました。ではどうしたらいいですか」と聞くと、警察から逆に「いや……どうしたらいいでしょう」と聞かれるので、「元に戻してください」と私が伝えると、その人は風呂場で亡くなったらしく、なんと風呂場に戻されていました。風呂場で裸にされたまま戻されていたのです。そこまでするのかと思いました。

もうひとつは、病院の判断の違いではないかと思っているケースです。ある人が呼吸苦から心不全になって病院に行きました。病院で挿管（チューブを気管に入れること）をしていったんは命を取り留めました。私も心電図を見てよかったと思っていたところ、4時間後に急に亡くなりました。アクシデントかどうかよくわからないのですが、とにかくその病院で亡くなったのです。急死なので警察から病院へ電話があったわけですが、その病院では数時間しか診ていないために死亡診断書が書けなくて、異状死判定をされたのです。いったん入院して、心肺蘇生して成功したにもかかわらず、死亡診断書を書けないというのは、どうにも変な話です。今度は家族が私に「警察の遺体安置の霊安室に置かれている」と泣きながら電話してきました。一晩そこへとどめ置くというので、「それでは私が」というと、警察が迎えに来てくれることになり、霊安室で死亡確認をして、遺体は自宅へ帰ることができました。

「異状死をどうするか」は医師法の問題です。明治時代につくられた医師法ですから、ぜひとも改正が望まれます。

死に方の理解について、スウェーデン、デンマーク、オランダなどの国々と日本とは違います。これらの国々は1人暮らしや老老世帯の中で、自分の暮らしの中で、死を肯定しています。先述のように、日本ではかかりつけ医の死亡確認を待たないで救急車を呼んで死亡すると検死が必要になります。命を助けたいために呼ぶわけですが、不幸にも救急車の中で急死した場合には、こうした扱いが起こるのです。

3 在宅医療を可能にするために

家族に求められる介護の知識

在宅で行う医療処置には、経管栄養の経鼻栄養チューブや胃ろう、中心静脈栄養療法（血管に直接栄養を点滴する）、人工呼吸療法、在宅酸素療法などがあります。酸素が必要になったとき、東京では3時間程度でどこへでも来てくれて在宅酸素療法ができます。さらには、膀胱《ぼうこう》バルーン留置（膀胱留置カテーテル）、痰や分泌物を吸引する気管カニューレ、がんで胸水がたまったときの胸腔穿刺《きょうくうせんし》や、腹腔《ふくくう》穿刺も可能です。また、多く在宅で行う治療は点滴や救急治療としての急性肺炎や肺炎などです。

急に退院を迫られたとき、家族として何をしたらいいのかわかりません。たとえば、動かない人をどう着替えさせたらいいのか。おむつの交換など力を入れすぎると、骨折や脱臼など起こしたりしてたいへんなことになりかねません。また、起こし方や介護ベッドの使用法、脚上げの方法などを知る必要があります。

こう考えると、家族のための介護教室が必要です。病院では介護の方法を教えるための時間がなかなかありません。そのため、訪問看護ステーションをはじめ私たちは、家族に在宅での介護を説明しますが、なかなか苦労しています。

介護方法での問題には車いすやポータブルトイレへの移乗の仕方や、意外と知らないのは食事時の姿勢があります。嚥下障害をもつ人にはどのような姿勢がいいかについて、60度や30度の角度では誤嚥しやすくなります。誤嚥を避けるためには、90度で少し顎が下がるようにしましょう。そのほか、次の点も知ってほしいと思います。

水分摂取について、1日の摂取水分量についての知識は意外と知られていません。1リットルの水分量では少し足りません。常時皮膚などから出る不感蒸泄の水分量と発汗などで、約700ミリリットルが身体から放出されてしまいます。1日の尿量は1・5リットル程度ですから、1日1リットルでは脱水になってしまい、食事以外に、日に1・5リットルの水分が必要です。しかし、これはあくまでも標準的目安ですから、その人によって異なります。

排便について、毎日出ないと気にされますが、これも意外と知られていなくて3日間くらい便が出なくても平気なのです。しかし、「毎日出ないと気になるから」と下剤を飲まされる高齢者もいますが、刺激性下剤を飲まされると下痢便になり、腸がいつも動いているため、つねに不快な感じを抱くことになります。

体温について、夏になるとクーラー嫌いな高齢者は平均体温が37・2、3度くらいになります。これはどこかに炎症があるわけではなく、たんに部屋が暑いためですから、室温の変化には気をつけておきましょう。

点滴の際の注意点ですが、在宅医療の場合には家族が点滴の管を抜くことになります。しっかり圧迫止血していないと、血液が管に逆流することなどがあります。これは、抜いたあと押さえることを忘れているために起こることで、よくあることなので注意しましょう。

酸素吸入についての注意点ですが、人は身体を動かすときに酸素をたくさん消費します。ところが、身体を動かすときにわざわざ酸素吸入器を外してしまう人が多いのです。入浴や食事など、肝心なときに外さないように注意しましょう。

そして最後に口腔ケアについて、口腔内はいつも汚れていますから、肺炎を起こしやすいのです。肺炎を起こさないように、口腔内を清潔に保つことが重要です。

認知症でも在宅生活が可能になる

70歳の方で、糖尿病でアルツハイマー型認知症、脳梗塞のある方の在宅治療についてお話しします。

この方は重症糖尿病で入院していたのですが、インシュリンを打とうとしたところ、「こんな注射してどうするんだ」といって暴れて病院中を徘徊したため、退院させられました。退院後は夫婦2人暮らしをしていたのですが、糖尿病と認知症が悪化してきました。

われわれが呼ばれたときには、不自然な姿勢で座っているため、ベッドから身体が滑り落ちていました。熱があり炎症が非常に強くて、失禁と便だらけで家の中は悪臭がするというたいへんな状況でした。脱水状態でしたが、意識があるかどうかもよくわからず、介護者である妻はどうしたらいいかわからない状態でした。

以前、入院のトラブルもあって在宅治療に入りましたが、妻は働いているため、昼間独居です。きちんと服薬できていないし、菓子や果物ばかりを与えられていて妻はほとんど食事を用意しない、毎日の点滴も1人でするという状況で、あっという間に尿閉（膀胱内の尿が排出できない状態）になり、バルーンカテーテルが必要になりました。点滴もバルーンも必要になったのですが、それでも在宅でがんばろうということで、地域の訪問看護ステーションと当院の看護師、ヘルパーがケアすることになりました。すると、1週間程度で尿閉も改善されてきました。炎症がとれて脱水状態も改善し、ヘルパーによる朝夕の食事や服薬のケアでよくなってきました。

しかし、糖尿病が悪化して状態像が改善しないために、妻にインシュリン注射を依頼したところ、注射後の針がなぜか曲がっているのです。なぜ曲がるのかを聞いたところ、なんと夫にさわるのもいやだったから服の上から注射していたというのです。「肌へ直接に針を刺してください」とお願いをすると、なんとか直接、肌に注射ができるようになりました。

その結果、ほぼ2週間で治ってデイサービスなどに通えるようになり、妻の介護の手間も減るようになりました。認知症であっても、在宅で生活できる状態に戻ることができた、ひとつの在宅急性期の成功ケースです。

脳卒中の発症とその後のケース

脳卒中を発症すると、急性期病院（緊急・重症な状態の患者を治療する病院）に搬送されます。急性期病院で治療を終えて自宅へ帰れる人の率は非常に高く、西多摩のちょっと奥にあるうちの地域では67％、回復期リハビリ病院へは19％、療養型病床へは3・3％というデータが出ています。

西多摩の3公立病院へ脳卒中で運ばれた786例のうちで、いちばん多いのは脳梗塞で

68・4％、脳出血24・1％、くも膜下出血4・8％となっています。

いま東京では、全域に脳卒中の救急体制をとっています。3時間以内に病院へ運ぼうという体制で、3時間以内に運んで脳梗塞の血栓予防治療（t－pa治療）をする。この地域はこの体制で44％が後遺症なく退院できましたので、なるべく3時間以内に病院へ運ぶようにしています。

ところが、全症例のうちこの3時間以内の治療の対象になったのは4・6％しかなく、東京都全域でも年間に6％程度しか上がっていません。完全に治るのはわずか。逆に94％の人は何らかの後遺障害が残るということです。その中の21％は摂食・嚥下障害が起こります。そして、脳卒中患者の21％がＰＥＧ（経皮内視鏡的胃ろう造設術）で胃ろうをつくられてしまいます。

家や地域には戻れない現実が見える

では、これらの人はどこへ行くのか。行く先は、回復期リハビリ病院、慢性期病院（医療療養型・介護療養型・一般病院など）、老人保健施設（以下、老健）です。

急性期病院から在宅復帰できるのは54％、回復期リハビリ病院から55％が在宅復帰できますが、問題なのは老健です。老健は本来、病院と在宅の中間施設であるべきですが、老健からの在宅復帰率は8・5%、今や老健は在宅復帰する場所ではありません。不思議なのは慢性期病院からの在宅復帰率は1%しかないことです。

医療療養型・介護療養型の慢性期病院へ移動する人はかなり重度ですから、家へ帰ることはなかなか難しいかもしれません。しかし、それ以外の人も家に帰ってこられない。やはり、これはどうするべきか考えなければならないと思います。

転院先をみると、急性期病院からは、在宅、回復期リハビリ病院、慢性期病院の順です。回復期リハビリ病院からは在宅復帰がいちばん多くなっています。医療療養型・介護療養型慢性期の病院へ行く人たちもけっこう多くいますが、2週間以上も回復期リハビリ病院にいると家族に拒否反応が起こるための転院のようです。

慢性期病院からの転所先は、医療療養型施設、介護療養型施設、次いで死亡となっています。つまり、家には戻れない。仮によくなったとしても特別養護老人ホーム（以下、特養）へ入所し、病気になると病院へ行くということを繰り返すわけです。

一般病院からは、よくて介護施設、そして介護療養型病院、死亡、医療療養型病院の順です。

老健の人は特養へ移ります。老健に3カ月いて特養へ、また老健から次の老健へという

「老健回し」もあります。その間に肺炎を起こすと急性期病院へ、急性期病院から退院したあとは一般病院か医療療養型病院へと、結局は家に帰ることができないというのが実情です。

地域にずっと住んでいると、隣にいる人たちがどんどんいなくなっていくと感じることがあります。「あの人、脳卒中で倒れたな。倒れたけど、どこへ行ってしまったのだろう」。そのうちに訃報になる。どうせ死ぬなら、住み慣れた地域で死んでいただきたいと私は思っています。自宅でなくとも、介護・看護つきの住宅でもいいと思います。家族が看なくてもなんとか生活していけるという、介護施設よりケアつき高齢者住宅が必要ではないかと思います。

千葉県柏市の「柏プロジェクト」ではモデルづくりをしています。24時間体制の訪問介護・看護と、さらにプライマリ・ケア体制（かかりつけ医）で、在宅暮らしができるというもの。病院から在宅へ復帰する場合はなるべく地域へ帰す。私たち国立市でも、地域による違いを保ちつつ、そんなことができたらいいと考えながら努力しているところです。

4 看取りへの発想の転換

被災地で垣間見た高齢者の状況

50~60代に多くみられるのは脳卒中ですが、それ以降の年齢になるとだんだんに減ってきて、転倒などによる障害が多くなります。年をとると、ちょっとしたことで転んで骨折するだけで要介護になってしまいます。これは私たち自身の暮らし方に問題があるかもしれませんが、骨折等で入院したのち、完治せずに介護が必要になったということも多くあり、日本の病院のあり方にも問題があるかもしれません。あるいは、在宅でリハビリができているかどうかという問題かもしれません。これらによって要介護者を多くつくっているかもしれないので、リハビリ中心に視点を切り替えていく必要があると思います。

私は、日本の介護保険というのは制度面のみが議論されて、その理念が市民にほとんど広がっていなかったように思っています。私は東日本大震災のときに被災地へ行ってきましたが、避難所にいる高齢者は、ボランティアの人があまりにもケアしすぎてしまうため、何もしなくなっているのを見て、ボランティアも高齢者も含めて、被災者の生活を奪ってしまっているのではないかと思いました。震災が奪うのではなく、震災後の避難所の生活が奪ってしまっている。食事の世話も何もかもすべてボランティアがしてしまうと、高齢者は動かずに座っているだけになり、当然のごとく要介護になっていくわけです。

２０１１年3月11日後に、介護ベッドなどもなく、介護の手が入らないために褥瘡（床ずれ）をつくってしまって感染症から脱せなくなり、１カ月後にはさらに悪くなる例も見てきました。それはなぜか。医療が入っても生活支援モデルとしての医療ではなかったからです。従来型の臓器中心医療モデルが行われたからです。

被災地へ看護師や医者の集団がいっせいにやってきて、毎日のように「どうですか」と聞きますから、被災高齢者は「いや、何でもありません」「膝が痛くて立てないのです」などと答えるので、ケアの必要な人たちまで医師も看護師も見過ごしてしまい、介護士はきちんとしたケアができない。そして、介護が足りないことに対して意見をいう人もいないという状況でした。被災地では、日本のある意味の欠点、すなわち介護保険の理念はどうしたのか、という疑問が見えた気がしました。

認知症の医療経過と医療依存度

認知症には軽度、中等度、高度とあります。初期から中等度までは向精神薬を使ったりしてさまざまな治療をしますが、中等度からはほとんど治療しなくなります。この段階では身体症状が大切で、認知症症状で転倒して骨折したり、肺炎を起こすこともあります。私は、地域の医師にもう少し認知症を理解していただき、診ていただきたいと思っています。大病院などには認知症の専門医がほとんどいなくて、実際は誰が診ているのかわからない状態ですので、やはり地域の主治医に診ていただきたいと思います。

認知症発症の初期から最後までの道筋を考えるとき、認知症は行動・心理症状（BPSD）がたいへんだとよくいわれます。症状が現れる周辺症状には、環境や薬、便秘などで起こる行動の変化から、便を投げつけたり、暴言を吐いたり、徘徊もあります。これらは、正常者にとって問題行動であるという意味で、以前はBPSDを「問題行動」と訳していましたが、あくまでも環境要因であるのでこの訳では不適切だということで、今は「行動心理症状」と呼んでいます。こうした症状をきちんと理解して支援すれば、認知症であってもふつうに生活ができて、最後まで地域で生きることが可能だと思います。

がんの治療も緩和ケアのひとつと考える

次は心臓病の場合ですが、人は年とると血管障害や心筋梗塞などを起こしやすくなります。これらは治療が非常に有効で、いったん心筋梗塞を起こしても治療するとかなりよくなります。ところが、心筋梗塞等は血管がもろくなって起こるので、何回も起こすと最後は死に至ります。

がんの場合ですが、がんを治療して生きられる人は54％、46％の人はなんらかにより死に至ります。死に至る人の場合に、抗がん剤治療は緩和ケアのひとつであり、手術も緩和ケアだと私は考えています。

たとえば、末期の胃がんではほとんどの人が亡くなりますので、「手術をしない」と医師がいうと患者は「放置するのか」と怒ります。「極端にいえばあなたは100％亡くなりますが、手術しますか」と仮に聞くとすると、「手術してください」と答えるのが人間の正直な気持ちです。この場合の手術は緩和医療なのです。もちろん、本人も家族も治癒するために治療を受けるわけですが、結果的に肺などにもがんが転移して死に至ります。すると、あの手術は何だったのかということになりますが、この手術は死に至る患者にとっての緩和医療だろうと私は思うのです。

もちろん、今は治療法がどんどん進んでいるので、すべてがそうだというのではなく、本来のがん治療で命が助かることを私たちは望むわけですが、一方で緩和ケアであるという見方もあると思います。

死を前にしても生きがいを見出す

看取りに関しては「意識のずれ」があります。今は無縁社会、孤立時代といわれて、本人と家族の考えていることがバラバラになりがちです。バラバラでもいいのですが、家族が本人の「家で死にたい」という願いの邪魔をすることも多々あります。家族は本人の邪魔をしないでいただきたいと思うのですが、なかなかそうはいきません。親しく思っている子どもたちがひょっとしたら、親の死に対して邪魔をするかもしれない。ですから、家族ほど危険なものはないかもしれないと、思っておいていただきたいのです。

この先、本人と家族の考えが一致する時代がくるのか、本人の意思を尊重する時代になるのかを考えると、やはり地域で看る、看取りの文化が必要ではないかと思っています。

私はいま「老いと死来ることは速やかで、時々刻々の休みもない。（略）老いと死の待つ生であることの自覚の上に、その日その日を楽しむこと。さらば、死を憎めば生を愛すべし。存分の喜び、日々に楽しまなければいけない」という吉田兼好の文を生きる糧としています。私は、近代医学の科学主義に対して、「在宅死」の考え方はヒューマニティの復興ではないかと思っています。もちろん、近代医学によって命を助けてほしいのですが、私たちには、吉田兼好のいうように、限られた生しかないのです。

ところが、先端医療があるため、あたかも死を拒否するのが当然のような錯覚に陥ります。病院における臨床は、非人間的な虚無感と孤独感の中にあります。「病院死」には敗北感があるような気もします。けれども在宅死のみがいいというわけではなく、病院死でもいいということを病院も受け入れていくことです。

先述した緩和医療については、緩和医療の質を高めるには何といっても症状をコントロールすることが必要です。痛みや苦痛を徹底してコントロールすると同時に、家族や地域との交流を提供しながら生きがいを生み出すことが重要です。がん治療の後の緩和医療で、残されたわずか1、2カ月の中で生きがいを見出すことは非常にたいへんですが、でも必死になって生きがいを見出すべきです。そのためには、がん治療で壊れてしまった身体を、もう一度症状をコントロールしながら、家族や地域の交わりの中で少しでも生きがいを見出すことが大切です。

医療者に求められるキュアからケアへの転換

私たち医療者が唯一できることは身体的疼痛の緩和だけです。しかし、精神的な苦痛、社会的な苦痛、スピリチュアル（霊的）な問題の3つに対して、今の日本の医療者はほとんど何もできないのでたいへん心を悩ませています。私たち日本の医療者は、身体的な苦痛を軽減させることにしか対応できていないのが現状で、宗教者になりたいと思ってみたりもしますが、それらを了解のうえでお任せしているのが現状です。

医療者やチャプレン（ホスピス病院つきの牧師）などをはじめ、周囲の人がどのような役割を果たせるかを見ていかないと、さびしい死になってしまいます。どこまで満足死してもらえたか、私自身も疑問視することがあります。じつをいうと、真の満足死というものは数少なくて、その人を孤独の中で死に追いやるという感じをまだまだ抱いています。

私たち近代医療が行っているのは cure（治療）ですが、治療では治らない世界があります。その意味でもキュアからケアへの転換が第一だと思います。

そのためにはどのようにあるべきか。ところが、がん治療も含めて私たち医療者自身もキュアからケアへの転換がなかなかできない。医師が「あなたの治療はこれで終わりました。これからは緩和ケアになりますので、緩和・ホスピス病棟へ行ってくださいといっても患者さんは拒否します。行きたくないのです。

どこの病院でも、治療が終わったのでホスピスへ行くように、と私の病院を見に行くようにいいますが、誰もホスピス病院へ行きたがりません。ホスピスというのは「死の場所」だという心情が日本人にはあります。みずからが死にゆく場所には行きたくない。やはり自宅で、あるがままで死にたいと思うからでしょう。

しかし、ホスピス側から見ると私たち医師は疼痛緩和をし、必要であれば帰ってほしいと思っているのです。ところが患者から見れば、治療が終わったからホスピスは死の場所だと。死ぬためにわざわざそんなところへは行かないだろうと。私たち自身、そこまで精神的に達観してはいないし、キュアからケアへのチェンジングができないのです。

改めて、ケアとはいったい何なのかということと、カンファタブル（快適）な生の必要性を考えなければいけないと感じています。

3章

口から食べられなくなったときどうする

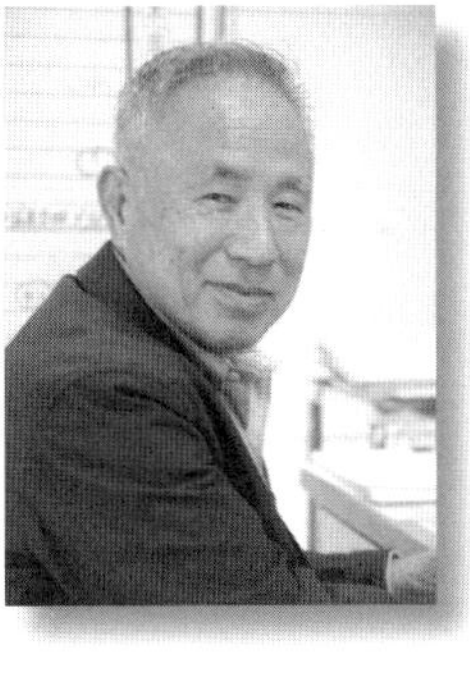

石飛　幸三

いしとび　こうぞう
特別養護老人ホーム
「芦花ホーム」常勤医

1 最期をどこで迎えたいですか

自然の摂理である老衰は今

老衰の果てに私たちは必ず死を迎えます。では、延命治療は必要なのか。これがいま問われています。

延命治療はかえって患者を苦しめてはいないか。しかし延命治療をしなかったらどうなるのか。点滴をしなければ脱水状態になるといって、最低でも点滴をしない病院などありません。まさにこれが今どきの日本の医療の実態です。

本人は住み慣れた自宅で、心許した人々に見守られて最期を迎えたいと思っているにもかかわらず、核家族化した中で延命治療を望む多くの家族の願いによって、最期を病院で迎えているというのが今の高齢者の現状です。

病院死は本人がいちばん望まないところでしょうが、図表3－1を見ても、なんと8割の患者が病院で最期を迎えています。8割の人が自分では胃ろうをつくりたくないと思っ

図表3-1　どこで最期を迎えたいか

	本人	家族	**現状**
自宅	60	10	**10**
施設	30	60	**10**
病院	10	30	**80**

(%)

図表3-2 入所者が辿る道

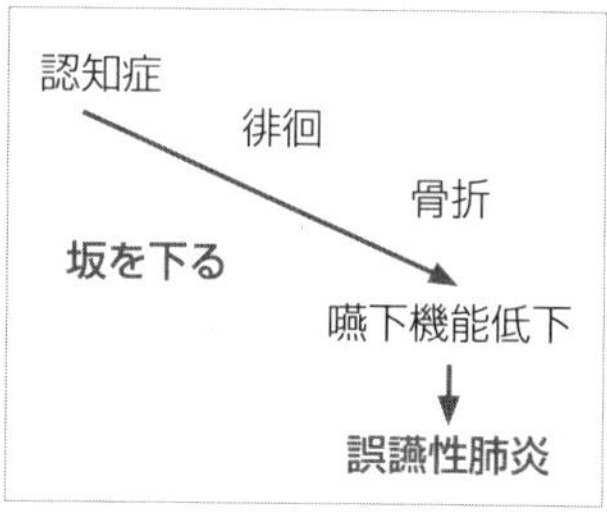

ているのに、日本の終末期は老衰にもかかわらず8割の人が胃ろうをつくられているのです。もちろん、これは回復する可能性のある人にはおおいに役立ちます。体力もあり、復帰できる可能性がある場合には胃ろうは絶対に必要ですが、ほとんど自分では身動きできない状態で、認知症でかつ誤嚥性肺炎を起こしている人などでも胃ろうという方法があるからしなければならないということに、なぜなるのでしょうか。

倫理の基本の第1条は「自分にしてほしくないことは人にしない」です。しかしなぜこうなるのか。私たちはいつの間にか「自然死」というものがわからない社会を迎えています。家族はとにかく病院へ入れてできるかぎり手は尽くしたといって、いつの間にか自然死を忘れてしまっているのが現状ではないでしょうか。

医療が手の届かない状態にある「老衰」――人はいずれ最期を迎えます。これは自然の摂理なのです。

高齢社会の今、85歳では日本人は4人に1人が認知症になると予測されています。歳を重ねた結果、最後にくる状態としての認知症、核家族化した現代ではこの認知症を家族が介護するのはたいへんなことです。

3世代いっしょに住むことが多かったひと昔前は、家庭には祖父・祖母と孫、ひ孫も同居していて、働き盛りの人たちは留守を家族に任せて働きに行くことができましたが、現在の核家族の中では年寄りの介護を家族ができないため、老老介護などの厳しい介護地獄に陥る家族も出ています。

尊敬していた母親が認知症になってとんでもないことを言い出し、ついに我慢していた働き盛りの娘・息子がキレる。何もわからない母親はパニックになるなどで介護地獄になり、自宅で家族が面倒をみきれなくなり、結局は施設などへ預けることで自分たちの生活を取り戻すことになるのです。

特養入所者の辿る道はどのように

特別養護老人ホーム（以下、特養）入所者の平均年齢は90歳、うち9割が認知症です。さらに、85歳では4人に1人が認知症、うち9割が女性というのが日本の現状です。

人は誰でも「いつまでも元気で長生きしたい」と願うわけですが、それはかなわぬ夢でしょう。80〜90歳の高齢者の骨の状態は、動くことが少ないために身体に体重をかけることがなくなり、どんどん骨が溶けていきます。こうした場合、骨粗鬆症《こつそしょうしょう》などにより、さらに悲惨な状態に陥ります。体位交換しただけなのに足の付け根がはれてきて痛がるのでレントゲンを撮ると、大腿骨の頸部骨折を起こしているのです。尻もちや転倒などでもこうしたことが起こります。

また、口から食べようとしたときに、気管をふたする口頭蓋《こうとうがい》がうまくしまらなくなって、食べ物が誤って気管に入ってしまい、誤嚥性肺炎を起こします。

施設では、嚥下機能が低下した摂食障害の入所者に対しても、家族の思いを受けて介護士は一生懸命に完食をめざしています。家族からのプレッシャーは相当なもので、ひと口でも多く食べて元気になってもらいたいと、懸命に食事介助をしています。若くて一生懸命な介護士たちはつい熱心になって食べさせようとします。元気になってほしいという家族の切なる願いを受けてケアした結果が、誤嚥を起こしてしまうわけです（図表3－2）。

誤嚥で苦しむ入所者を施設では放ってはおけないので担当医に連絡すると、「診療で忙しくて今は行かれない」といわれる。介護士はそのままにしておけないし、最終的な状況を医者に判断してもらいたいのにしてもらえないのです。こうした複雑な要素が絡んだ中で、手遅れになったら後で施設は責任を取らされる、と不安になって自動的に病院へ送ることになります。こうしたことが以前の「芦花ホーム」では起こっていたのです。

施設では、在宅でいても何が起きてもおかしくない状態の高齢者を預かっています。預かっている施設でトラブルが起きたとき、家族はどうするかなど、互いにしっかりと腹を決めていないし、話し合ってもいないのです。これが今の日本の施設の実情です。

懸命の食事介助の結果で起きた誤嚥事故

今から約20年前、バブルまっ最中でしたが、世田谷で7期まで勤めた大物の区長が「世田谷に日本一の特養を作る」と公表しました。100人の入所者に対して、常勤の医師と看護師を配置し、夜勤2人体制でという特養づくりの理想を掲げてスタートしました。

しかし、最初の年に誤嚥トラブルでつまずきました。一生懸命に食べさせた結果、起こるべくして起きた誤嚥です。病院へ送ったのですが、手の施しようのない状況で間に合わなかったという事故です。家族がこの状況について裁判を起こしました。録音機をしのばせてビデオを回して施設の職員の動きを記録して、裁判所へ持っていったのです。

この事故の特養スタート時にはすでにバブルははじけていましたが、1棟当たり1億円という大金を使った、日本で有数な設計者による美しいすばらしい建物でした。それがこんな出来事を起こしたというわけです。

区議会で問題になりました。区長は早くことを収めたいとの思いでした。福祉の時代がスタートしたばかりの出来事でしたので、裁判官も介護施設のことをまだよく知らないので、調停にして示談金数百万円で決着させて収めたのです。

収まらないのは職員の側です。「一生懸命やったのがあだになった」「何をしていいかわからなくなる」の声に、管理者は「こうした出来事がまたあってはいけない」ということになりました。

この裁判後に施設も、多くの監視カメラをいろいろなところに取りつけて、施設の中の動きを記録しています。家族の感情面から見れば、大事な親を預けて元気にしてもらえると思ったら、「殺された」となった悲しい事故でしたが、こうした裁判が起きたため、監視カメラが回っている施設が日本にはいっぱいあるのです。

この裁判をきっかけにして、「手遅れにならないうちに病院へ送っておこう。そうすれば施設は責任を取らなくてすむ」という構図ができあがったのです。

2　芦花ホームで最期を迎えたケース

自然死を考えるきっかけとなったケース

病院では肺炎を治してくれますが、誤嚥は治せません。誤嚥する状態を元に戻すことはできないのです。

私は33年間、東京都済生会中央病院という、急性期の病院にいました。ここにはすばらしい医療機材がありますから、生かしておくことだけならできます。しかし、それに意味があるかどうかと疑問に思います。

病院は経営上、平均在院日数が問題になりますから、患者をいつまでも抱えておけません。急性期の病院はとにかく早く次へと送り出します。送り出すのに手っ取り早い方法は胃ろうをつくることです。その間の1週間～10日間は、患者の前後の状態を知る立場にない病院の医師が主治医になります。これは気の毒な役目ですが、組織の一員としての役割をしているため、「忸怩《じくじ》たる思いがある」ということを医師がいろいろなところで声にしています。

私は墓参りをかねて三宅島へ行きました。三宅島の噴火によって芦花ホームに入所したIさんの母親が誤嚥性肺炎を起こして入院しました。嚥下機能が低下しているからと医師にいわれて、経管栄養で鼻から管を入れた母親が芦花ホームに帰ってきました。それを見た息子のIさんは、鼻から管を入れた母親の姿にショックを受けて泣いて「三宅島ではこんなことはしない。年寄りが食べられなくなったら水を与えるだけ、それでも1カ月はもつから。そして、苦しまずに静かに息を引き取ります」といいました。

このIさんの言葉で私たちは気づき、老衰による自然死を考えるきっかけを与えてくれました。

病院から胃ろうをつくらずに帰ってきたケース

病院から胃ろうをつくってホームへ帰ることに私が疑問をもったケースを紹介します。

これは夫が妻を介護しているケースですが、夫のTさんは8歳年上の姉さん女房Mさんと連れ添っています。子どものころ2軒隣のお姉さんを彼はきれいだなと思っていたところ、戦争が始まって兵隊に行きました。幸いにも生きて帰ってこられましたが、焼け野原の東京で、母親と妹はそのお姉さんに面倒を見てもらっていたのでした。思いがかなって結婚して60年が経ったのですが、妻のMさんがアルツハイマー病になり、夫のTさんは15年の介護地獄に陥っていました。夜中にマンションの窓を開けて「殺される。助けて」とMさんが繰り返して叫ぶといった中で、TさんはMさんを2回も手に掛けようとしたのです。そこで、Tさんはとにかく芦花ホームにと、Mさんを預けました。

Tさんは特養のあるべき姿に対してしっかり意見を述べる厳しい人でした。90歳近かった妻のMさんは誤嚥性肺炎を起こして運ばれた先の病院の先生から、「もう口から食べるのは無理です。胃ろうをつくりましょう」といわれたのでした。しかし、Tさんは「いや、先生、恩ある女房です。自分のことも誰のこともわからなくなってしまったのに、胃ろうをつけて生かしたら、恩を仇で返すことになる」と答えました。この先生は30代でまだ若く「保護責任者遺棄致死罪になりますよ」、Tさんは「何をいうんだ」と、会話が全然噛み合いません。そこで、私が呼ばれました。

私とTさんの年寄り2人が孫みたいな先生を相手にして、「先生、こっちが責任をもつから」といって帰してもらいました。胃ろうをつくらずにそのまま帰ってきたため、たいへんなのは施設の職員でした。今まではほとんど病院から胃ろうをつくって帰ってきたのが、つくってこない。「そのまま帰ってきてどうするんだ。これでまた食べさせたら、アノうるさいTさんに何をいわれるかわからないし、責任が取れない。とんでもない状態で帰ってきた」と、さんざんな非難の声があがりました。

Mさんをいすに座らせて、目をさましていてもまぶたが上がらないという状態でしたが、看護師が細いテープをはってまぶたを釣り上げるとかわいい目が開いて、「メパッチ」と名前までつきました。すばらしいことだと私は思いました。両方のほっぺをなでてたたいて、しっかり目をさまさせて口の中に指を突っ込んでマッサージします。こうして味方を何人かつけて準備しました。

懸命な介護の結果、MさんがTさんの指を吸い出しました。後ろのギャラリーのみんなから拍手が起こりました。職員も味方につけたのです。

次の幕が開きました。Tさんの手で3食を摂食介助し、介護の人たちも手伝いはじめました。Tさんの哲学は「空腹は最高のスパイス」「本人に生きていく力が残っていれば食べます」「そうでないもの、いやがるものは食べさせなくていい。食べないで最期を迎えるなら、それが寿命だ」というものでした。

何とMさんは、わずかな量(ゼリー食2パックと、お茶ゼリー)の、1日600カロリーで1年半を生きたのです。これでも生きていけるということです。胃ろうをつくらなくてもまだ生きる力があるという、まさに考え方の切り替えをTさんは達成したのです。

Mさんは1年半後にだんだん食べなくなり、寝ている時間が多くなりましたが、無理やり起こしませんでした。起きたときは本人が食べられるだけ食べさせる、そして寝る、いよいよ何も食べなくなる、といったプロセスを辿りました。

芦花ホームでは点滴はしません。看護師は医師に「先生知っていますか。80、90歳の人に点滴してどうなるか」などといって言い合いになります。医師は「認知症でも500ミリリットル1本くらいは点滴しておかないと家族にも申し訳ないだろう」といいます。Mさんがいよいよ食べなくなって、まわりがそっと見守っていると、「ゼイゼイ」することもなく、痰の吸引をする必要もなくやすらかな最期を迎えたのでした。

放っておくと施設は自動的に病院へ運ぶ

1週間何も食べていないし、点滴もしていないMさんが最期を迎えた晩まで、おむつにおしっこが出ていました。これは身体の中を整理していたからでしょう。「こんなの知らない世界」と、私がいちばん驚きました。医学部では自然死について何も教えてくれません。医療はいかに生かしつづけるかですから、「点滴をしないと脱水症状を起こすから点滴をする。中心静脈栄養などの高濃度のカロリーの高いものを点滴で入れる」と教わりました。

中には、最期は10日間くらいで静かに亡くなられる患者もいます。そんなとき、余計なことをしたら不幸になるでしょう。500ミリリットルの点滴をしたら、余計な荷物を患者に背負わせることになるだろうと私は考えます。ところが、外科の医師にとって死は敗北ですから、ゼイゼイするからといって麻酔もしないで鼻から管を突っ込んで吸引するなどの治療を行います。自然死などまったく知らないし、知ろうともしない。とにかく延命第一主義なのです。

最期まで排尿して身体の中を整理して自然に任せた死を迎えたMさんのケースを見て、私たちは改めて学び直したのです。

芦花ホームで起きていたもうひとつの認知症のケースです。

認知症で自分の意思表示ができないのに、一方的にせっせと口に食物を入れつづけた結果、Yさんは肺炎を起こしてしまいました。看護師が「Yさんに熱が出始めている」と肺炎の兆候が始まっているのを見つけたのです。しかし多くの場合、医師がいないと施設は自動的に病院へ送ってしまいますから、Yさんは病院へ送られました。

病院では「口から食べられないからもうだめだ」と判断します。Yさんは認知症ですから「なぜ病院へ運ばれたのか」が理解できません。拘束されて点滴を打たれるのでパニックに陥ります。Yさんはそんな状態で、身体の中に点滴を入れられて食べられるものも食べられなくなってしまいました。それが現実です。

3 医療者は老衰にどうかかわるべきか

悲惨な状態から脱するための勉強会

ＳＴ（speach therapist＝言語聴覚士）は役割として、脳梗塞後の患者が「誤嚥しないで嚥下できるかどうか」テストします。実際にはこれはＳＴにもわかりませんから「わかりません」というと、もう口から食べるのは危険だと医師がいうので、みんな胃ろうをつくる。そして胃ろうの人がどんどん増えてきます。

芦花ホームでは、１００床のうち、胃ろうの人が二十数名います。胃ろうのケアをするには看護師が必要ですが、20人いた看護師が常勤の5人だけになりました。

看護師から「これ以上胃ろうが増えれば私たちは責任をもてません。お世話もできません」といわれて、施設管理者は困ってしまって「胃ろうをつくった人はホームに帰ってこられないようにしよう」というのを聞いて、私はたいへん驚きました。ホームに帰ってこられないのであれば、本人も家族もあまりにも悲惨な状況になるではありませんか。

日本では8割の人が老衰の終末期に胃ろうをつくっていますから、こんな酷い仕打ちはないと思った私は、「そんなことでは働く気がしないから辞める」といいました。胃ろうをつくったら帰ってこられないことにするのでは解決にならない話です。なぜこんなに肺炎を起こし、胃ろうをつくって帰ってくるのか。こうしたサイクルを繰り返さないようにすることが大切なのです。そこでヒントを与えてくれたのが先述のケースでした。

実態をしっかりと認識していなかったことが問題です。なぜ肺炎が起きるのか、どうしたらこれを防げるか。まず根本からこれを考え直そうと、家族にも声をかけて勉強会を開きました。

勉強会では、「肺炎が起きる理由は、今の日本の組織はそれぞれの立場が本気で責任を取るつもりで関与していないから。そこをみんなで問題にしなければいけない」という声があがりました。さらに、胃ろうをつくるかつくらないかなどのマニュアルづくりの問題ではない。人間の心の問題はマニュアルで決められる話ではない。検討しなければならないのは、本人や家族そっちのけでさまざまな組織が無責任に回っていることが問題であり、その結果がこの事態を生んでいるという意見でした。こんな理不尽な状況から逃げたかったのですが、解決に一肌脱がなくてはならないと私は考えました。

このころ、ケアに当たる人たちは自分たちが何をしていいのかわからなくなっている状況でした。施設の管理者も訴えられはしないか、しっかり記録を残しておかないと裁判に負けるかもしれないという姿勢でしたので、パソコンに向かっている時間が長くて、現場で世話をしている時間は少ないという状況でした。一方、看護師と介護士は互いに悪口を言い合ってストレスを解消していました。こんな状況で仕事を辞める人が多く出ていたのです。

100床のうち、ホームにいるのが75人、残り4分の1の25人は病院にいます。看護師が肺炎を見つけることが上手なため、週に何回も救急車が来て病院へ送っていたのですが、なぜこのような状況が起きているかについては考えなかったのです。

施設はたいへんです。介護保険は独立採算ですから、4分の1の部屋が空いていたら介護保険料が入ってこない。その分を医療保険から賄って、入院先の病院が収入を伸ばしているという状況でした。

認知症の場合に胃ろうが増産される

認知症の場合、本人は食べたくないという意思表示ができないため、食べ物を一方的に口に入れられてしまいます。この入れすぎが胃ろうの本質的な問題です。胃に直接、食べ物や水分を入れたからといって、のどに問題が起きないかというととんでもありません。入れられたものを胃が受け付けなければ、食道を通っていますからあふれてのどに上がってきます。上がってきたものは始末に悪い。胃酸が混じっていて化学的な刺激が強い。これが肺にでも入ったらたまったものではありません。肺炎を起こします。

あるとき、芦花ホームの部屋で経管栄養の入所者が胃に入れられた経管栄養材を嘔吐して息絶えていました。これはたいへんなことだと私は思いました。受け付ける量が減っているのにただ自動的に入れてしまえば、当然に起きることです。肺はアップアップし、心臓はもたないだろうから、その分、肺は水浸しになります。

胃ろうの本質的な問題は入り口だけの問題ではないのです。問題は、本人の意思がわからないところで、入らないところへ強制的に入れていることです。そこまでして生きなければならないのでしょうか。本人の意思がわからない状態になっているのに機械的に生命を延ばされているのです。経管栄養の人を施設へ入所させた場合は、お世話する側に責任がありますから、施設は責任をもって管理しなくてはならないわけです。

施設で自然に息を引き取る人が増えた

人は死期がきたことがわかるのでしょうか。死期の予測には誤差はあります。そろそろかと思ってもだいたい4～5日先になります。最期のときは手足が冷たくなって血液が届かないことでわかります。

ですから死期が近づくと、施設では責任が問われるから何かしなければと「やれ点滴だ、ゼリーだ、胃ろうだ」などとキュアしようとするわけです。

人は幼いときから自分の口で食べていたわけです。この口から食べる喜びを脳が拒むということであり、廃用症候群（生活不活発病、安静状態が長く続くことで起きる心身の機能低下）です。年をとると食道と胃のつなぎ目が緩んできますから、簡単に上に逆流してきて、肺炎を起こすわけです。

「食べたくないときは食べない」。これは先述のTさんの名言です。口から食べていられるときには無理強いをしない。経管栄養の場合は量をコントロールして入れます。経管の人は口で食べないために唾液による洗浄作用がなくなって雑菌が増えますから、芦花ホームでは経管栄養を受けている人には日に3回、歯科衛生士の指導のもとで看護師や介護士

図表3-3　どこで死んだか

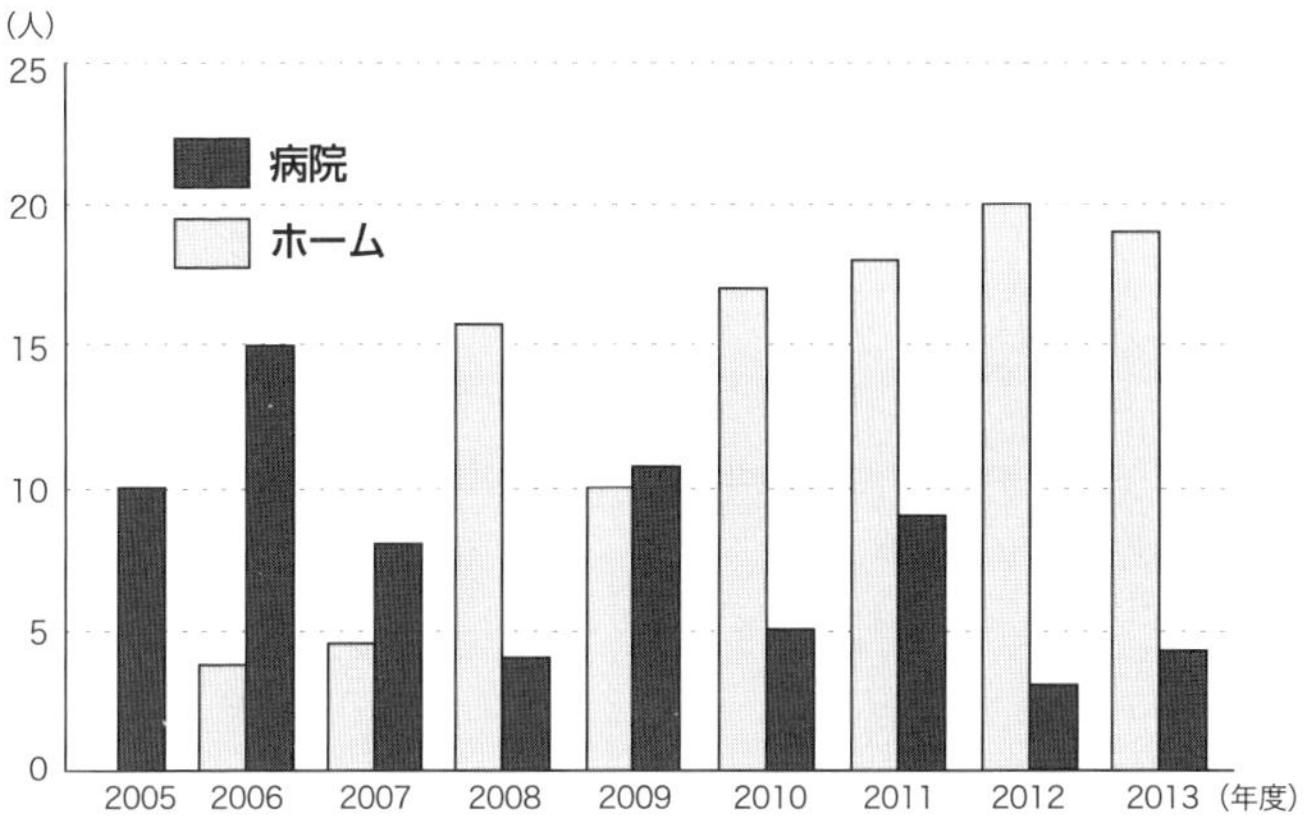

がしっかりと口腔ケアを行っています。その成果で肺炎が激減しました。

図表3－3でわかるように、こうした改善の結果、ホームでは最期はみな自然に静かに眠ったように息を引き取るようになり、むくみもない自然死が増えました。入所者の年齢は上がり、要介護度も高くなる一方ですが、肺炎が減ったのです。そして、病院へ死ぬために行く人もいなくなり、ホームでの自然死が増えました。最近は入所者の重症度が上がったため、年間の死亡数も増えています。

芦花ホームではこうした看取りを行っています。若い介護士たちは看取り経験をするとがらりと変わります。死にそうだからといって病院へ送り込むこともしなくなり、病院へ送り込むことは施設の責任放棄だと考えるようになりました。

「保護責任者遺棄致死罪」という罰則

人は機械ではないから口から食べられなくなったとき、その状態にいる人の気持ちがいちばん大切だと思います。胃ろうをつくってさまよう高齢者は、胃ろうシステムにおける胃ろう難民です。胃ろうをつくって生き永らえることが意味ある生の状況なのかと私は疑問に思います。

胃ろうをつくらないことは、医師が家族と話し合って決めた結果なのに、なぜ医師が罰せられるのか。自然の摂理に適ったこうした死が罰せられるのは理屈に合いません。「保護責任者遺棄致死罪」という罰則があるから罰せられなくてはいけないという。こんなことは、皆が声を出して変えなければいけません。法を実態に則して考えないで一面にだけおびえているのは間違いです。植物状態の患者の人工呼吸器を外したことが問われた川崎協同病院事件の二審での東京高裁の判決で、裁判官はこのようなケースを裁判に持ち込むなと書いています。

「不作為の殺人＝本来やらなければならないことをやらないのが問題である」。そのうえ、治療義務の限界として「価値のないものならやらなくていい」という当たり前のことも書いてあります。「殺人罪＝人を殺したること」「自然の死期に先立って他人の命を断絶したることをしてはいけないし、自然の死期がきているのに命を延ばす方法があるからといって、かえってそれで本人を苦しめている。こんなことを続けてよいのか」と。

医療の力が及ばない限界については医師がいちばんよくわかりますから、医師が責任をもって判断をしなければならないのです。死亡診断書を書くのは医師ですから。

保護責任者遺棄致死罪の告発は誰がするのか。家族が訴えるか、警察が引っ張っていくか。裁判所では持ち込むなといっています。

裁判官の判決の理由は、「裁判官は法に基づいて裁くのが役目です。日本の刑法は人間の尊厳にかかわることをきちんと決めてくれていません。人間の尊厳にかかわる問題は国民レベルでしっかりと議論をしてください。法というのは国民のコンセンサスに従うものです」というもの。ボールは私たちに投げかけられたのです。医療者は老衰にどこまでかかわるべきか。その実態を見て、責任をしっかりと取ることが大切です。医師がいちばんに判断できることを介護職に丸投げしたとしたら介護職も困るでしょう。

海外のケースを見たとき

では、外国のケースを見てみましょう。

ひとつ、アメリカでの67歳の初老期認知症患者のケースです。延命のための医療機器を止めたのを「無罪」とした裁判官は、「司法的に決定する問題ではない。医者＝主治医が医療のプロフェッショナルとして最高の検討に基づいた判断をしてくれるべきだ」と裁決しました。まったくそのとおりだと私は思います。

もうひとつ、オーストラリアでは、老衰の誤嚥性肺炎には経静脈的に抗生物質の投与は行いません。経口的に投与することに限られています。消極的な安楽死になるかもしれませんが、法には問われません。こうした問題は国民のコンセンサスからできたことです。日本では最後まで点滴もしないし、何もしないのは患者に申し訳ないと考えます。

施設ではいつ自然の死期がきてもおかしくない人たちを預かっていますから、多くの施設で入所者の状態が急変して亡くなることがあります。しかし、突然に心停止が起こると看護師や介護士は驚いて、すぐに病院や主治医に電話します。すると医師は、「今は診療で忙しくて行けない」といいます。医師が責任をもって死亡診断書を書かないといけないということになっていますから、先生が来てくれない場合、施設は責任を取らなければいけないことになります。

そこで救急車を呼ぶ。救急隊員は死んだ人を「こんなの違法じゃないか」と思いながらも病院へ運びます。病院は突然に死んだ人を連れてこられても、日ごろ見ていないから責任を取れないという。仮に事件にかかわっているとしたら無責任になるから死亡診断書は書けないとなり、結局は観察医務院にいる監察医を呼びます。

こんなことが今の特養ではいっぱい起きています。

在宅でも起きています。みんな勘違いをしていることは、「24時間」という規定があるということについてです。これは「不審な死亡」と思われるものは、警察に届けなくてはいけないということで、不審死は「24時間以内に届ける」ことが法的に決められているだけです。ずっと同じ医師が診ていさえすれば、24時間が過ぎようと問題になりません。「来るべきときがきて、安らかに亡くなられてよかった」、そう思って、プロとしての責任で24時間を過ぎても死亡診断書を私は書きます。ホームの職員がそのまま最期まで見てくれていれば、穏やかな最期に診断書を書いて問題解決します。

しかし、家族がいろいろな尋問を受けて、監察医が解剖して、「これは誤嚥性肺炎です」となることもあります。死んだ人を解剖すると、胃の中に入ったものが上へあがり、上がったものが気管の中に入る。解剖した結果、「食事が詰まったものだ」となりかねないわけです。こういった変なことが起きているのです。

問題は現状をしっかり見ようとしないからです。法制度にかかわる政治家や役人もこの問題にきちんと向き合っていない。そのために無駄な医療が行われているのです。医療の崩壊は、かなりの部分がこの点にあります。日本の財政は完全に破綻していますから、しっかりと皆で考えていかなければならない問題です。人も自然の一部ですから、「どう生きるか」が死に方に反映するのです。

4章

認知症・看取りと在宅医療の重要性

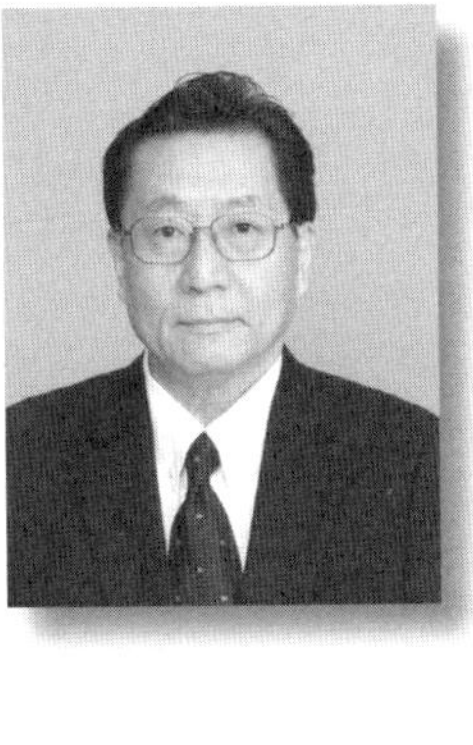

苛原　実

いらはら　みのる
いらはら診療所 院長
在宅ケアを支える診療所・
市民全国ネットワーク会長

1 在宅医療の現状をふまえて

整形外科医から在宅医療へ

1992年は、医療法改正により法的に在宅医療が認められた「在宅元年」ともいうべき年でした。その後、国も人口の高齢化に合わせて在宅医療に力を入れて、政策を進めるようになりました。

私は1994年に柏市で開業しましたが、元々は整形外科医でしたので、開業するときに自分が在宅医療をするとはまったく思っていませんでした。

1995年に、「おばあさんが転んで動けなくなったので診てほしい」という電話を受けて往診しましたが、診療だけで大腿骨頸部骨折と診断をつけました。病院に紹介すればそれで終わりだと思っていましたが、「入院は考えていませんから、このまま自宅で診てください」と、はじめて「在宅で診てほしい」といわれたのが在宅医療へ入るきっかけでした。

「入院をして手術をしないと肺炎を起こしたりして亡くなることもありますよ」などとも

いったのですが、「それでもいい」といわれて、はじめて在宅で患者を診るようになってから、外へ出ると家族の状態や家庭環境もわかり、これはおもしろいと感じました。外来診療は「点」の医療ですが、在宅医療は利用者とともに生活を支えていく「線」の医療だと感じています。

在宅医療を担う人材育成の必要性

１９９５年に「在宅ケアを支える診療所・市民全国ネットワーク」第1回大会が東京で開かれました。初代会長は新潟で開業されている黒岩卓夫先生でした。現在は「在宅医療・介護の推進について～在宅医療・介護あんしん２０１２」の政策として、２０１２年度は国をあげて「在宅医療・介護」の推進に向けて施策を総動員する、と厚生労働省（以下、厚労省）ではいっています。私たち在宅医は地を這うような末端医療を行ってきたと自負していましたが、じつは末端ではなく先端医療だったのではないかという思いがあります。

在宅医療の位置づけを、厚労省では「在宅医療計画の策定に係る国の指針」（厚労省総務課、２０１２年8月）として、5疾病＝がん、脳卒中、急性心筋梗塞、糖尿病、精神疾患。5事業＝救急医療、災害時における医療、へき地の医療、周産期医療、小児医療（小児救急医療を含む）と並列でなければならないといっています。在宅医療は、すべての疾病が包括される事業であるから並列であるということなのです。

たとえば災害時における医療は、東日本大震災に際して、急性期医療より慢性期の在宅医療が必要であったことからもわかります。そして、２０１３年度からは在宅医療を推進するために県単位で在宅医療を担う人材育成事業が始まりました。

国ではこのように在宅医療に力を入れていますが、現状では看取りの場として病院が約8割を占めています。しかし、病院数は１９９０年が最多で1万カ所を超えていましたが、その後毎年１００カ所単位で減少し、２０１１年には８６００カ所程度になりました。診療所は約10万カ所あります。死亡者数が増えているのに病院数が足りないため、今後は介護施設での看取りが増えるだろうと、私は予測しています。

人口の減少が続いている日本では後期高齢者人口が増えてきたため、死亡者も後期高齢者が大半を占めています。今後は千葉・埼玉などの大都市とその周辺で、とくに高齢者人口が急増していきます。埼玉県はいまいちばん病院が足りない状況です。

高齢者の1人暮らし世帯や2人暮らし世帯が増える一方で、未婚や離婚も増えていますから、これから在宅医療を支える「家族」の姿はどうなるのかと心配しています。

高齢者人口が増える都市部では認知症も増えます。社会保障費は１００兆円以上必要になりましたが、国にはお金がありません。このお金をどのように誰が負担するのかなど、財政では避けて通れない問題が山積しています。消費税を上げたくらいでは追いつきません。

超高齢社会で地域社会が崩壊し、独居・老老世帯が増えるに従って家族が消滅していきます。在宅医療の世界では介護力が必要になりますが、当然ながらその介護力が希薄になっています。在宅医療の環境も年々悪化してきています。高齢の死亡者が増え、認知症が増え、病院が減り、患者は早期退院を迫られるという、非常に厳しい時代に入っていることを私たちは認識しておかなければなりません。

在宅医療とその問題点は何か

これまでの近代医療は「死＝敗北」としてきました。最後の最期まで生きて、死なせない、それが医師の使命である。長い間こう教育されてきたのです。

しかし「在宅医療」について、国立長寿医療研究センター総長・大島伸一先生は「在宅医療とは負けない医療である」と述べています。緩和ケアでは看取るまでの間、在宅で豊かな生活を送れるように援助するのが在宅医療の目的で、死を敗北とは考えていません。

そういう意味ではたしかに「負けない医療」といえるでしょう。

東京大学高齢社会総合研究機構特任教授の辻哲夫先生は「在宅医療を通じてわが国の医療改革をする」といわれて、現在、柏市で「柏プロジェクト」という在宅医療の教育プログラムづくりを含めた、古い団地の再開発をからめた地域包括ケアのモデルづくりをしています。

この教育プログラムは、現在、全国で行われている人材育成プログラムの元になっているもので、当初のものは6カ月間の長いコースです。このプログラムの特徴に多職種研修があげられます。医師のみならず、歯科医師、看護師、薬剤師、ケアマネジャー、介護職などがいっしょに症例の検討や発表などをグループワークで行う、非常にいい方法だと思います。

私が考える在宅医療は「涙の医療」ということです。5年くらい前、夫婦で暮らしている肺がんの高齢患者を在宅で診ていました。往診して帰ると急変の知らせを受けてふたたび訪ねたのですが、見ただけで死亡とわかりました。看護師とベッドに移して亡くなられた患者の身体を拭いたりしてひと通りのことを終えて労《ねぎら》いの言葉をかけると緊張が解けたのでしょうか、奥様が突然泣き出しました。すると私たち医療者ももらい泣きするのです。病棟での看取りで医療者が涙を流すことはほとんどありませんが、在宅医療では家族との一体感が強く涙を流します。これが在宅医療の醍醐味で、涙を流すような仕事はそうそうないと思います。

在宅医療は、病院医療をそのまま在宅へ持ち込むものではありません。病院では、認知症患者が口から食事がとれなくなると胃ろうや点滴をしますが、在宅では、家族と話し合って、ほとんどの場合に胃ろうをつくることはありませんし、点滴せずに看取ることもあります。

在宅医療は、生活の場に医療者が出かけて行う医療です。医師、歯科医師、薬剤師、PT（理学療法士）、OT（作業療法士）、ST（言語聴覚士）たちが家庭へ出かけて行うものであり、在宅医療を成立させるためには介護力が必要であり、医療だけではなく多職種間連携も必要なのです。

末期がんで1人暮らしの70歳独身男性のケースですが、彼は病状が悪化して救急車で搬送されても病状が改善すると勝手に家に帰ってしまいます。さすがに動けなくなって往診を頼まれました。自宅で療養しているので、病院と違い酒を飲みたばこを吸っていましたが、まあそれもありかと思いました。症状が悪化してトイレに行けなくなっておむつを着用し、本人から「つらいから入院させてくれないか」といわれて入院させました。最期には酒もたばこもほしくなくなり、入院してから1週間後に亡くなりました。

強化型の在宅療養支援診療所もできた

1994年に、健康保険法の改正で在宅医療が「療養の給付」として位置づけられて、療養の場としての在宅が正式に認められました。1998年の診療報酬改定では、「寝たきり老人在宅総合診療料」と「24時間連絡体制加算」が新設されて、2006年の診療報酬改定で「在宅療養支援診療所」(以下、在支診)が制定されて、24時間往診の徹底や看取りの数の報告などが義務づけられました。

2012年には「機能強化型在宅療養支援診療所」がつくられました。これは常勤医3人以上、年間緊急往診実績5件以上、看取り実績2件以上が条件です。緊急往診があればふつうの診療所よりも高い点数がつきます(図表4－1参照)。

私の「いらはら診療所」は有床診療所で機能強化型在支診であり、深夜加算が2700点で2万7000円、それに往診料が720点で7200円つくのです。そうでない一般診療所の場合は3分の1くらいにしかなりません。高齢者には自己負担の上限が決まっているのですが、在宅医療ではけっこうなお金がかかるということです。

療養型病院に入院していると医療費がひと月に約30～50万円くらいかかりますが、在宅

図表4-1　在宅医療の充実

機能を強化した在宅療養支援診療所／病院（病床を有する場合）の例

〈往診料〉

項目	【改定前】	【2012年～】
往診料　緊急加算	650点	850点
夜間加算	1300点	1700点
深夜加算	2300点	2700点

〈在宅における医学管理料〉

項目	【改定前】	【2012年～】
在宅時医学総合管理料（処方せんを交付）	4200点	5000点
特定施設入居時等医学総合管理料（処方せんを交付）	3000点	3600点

〈緊急時の受入入院〉

項目	【改定前】	【2012年～】
在宅患者緊急入院診療加算	1300点	2500点

では６〜７万円程度ですみます。末期がんの入院は70〜80万円かかります。入院費用との比較では、在宅医療のほうが安価です。外来との比較では、月２回として外来で約９０００円ですが、在宅医療では強化型の在宅医療で約６万６６００円、普通診療所からの診問で約３万８６００円。やはり、在宅医療は24時間なので点数設定が高くつきます。

在支診は現在全国に約１万２０００カ所、そのうち看取りをしているのは約半分、残りの半分は機能を果たしていません。きちんとやっているのは２００〜３００カ所ぐらいと推定されています。厚労省の資料によると、在宅で看取る患者数は、在支診よりもふつうの医療機関や病院のほうがはるかに多い。在支診の基準をとらずに、点数が高くなくても、

図表4-2　在宅死までの訪問診療期間

(N＝242)

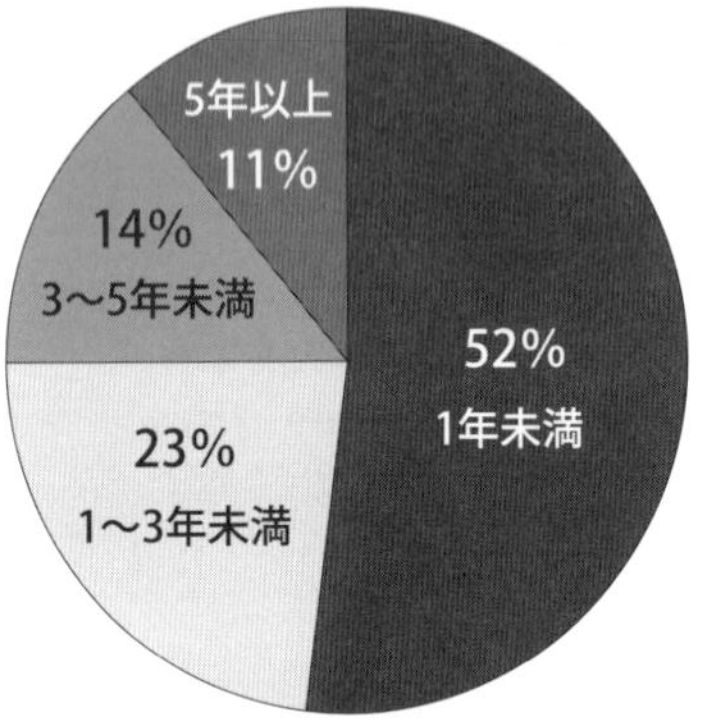

・1年以内に半数の方が亡くなっている

・5年以上訪問をする方は約1割

・在宅における訪問診療の期間は長くない

※「共同研究」（いらはら診療所ほか）より

今まで診ていた患者を往診して看取る医者が多いということです。在宅医療を推進するために作った在支診ですが、24時間の拘束がきつくて、この要件をとらない診療所も多くあり、この政策がいいのかという疑問が私には残ります。

診療所としては、午前中は外来で診察して午後から往診をする、といった方法が理想的だと思います。在宅医療のいちばんの問題はまだ在支診がない市町村が多いこと、「保健あって医療なし」ということです。過疎地や地方にはありません。在支診のないところではどうするか。地域の開業医にがんばってもらうしかありません。ちなみに２０１２年７月で、単独強化型は全国で２０８カ所、連携強化型（複数の診療所が連携して夜間対応は持ち回りで）は２４７７カ所です。

現在、日本の診療所の約7割は1人の医師で診療していますが、24時間の対応をするためには、いくつかの診療所が連携して対応するのがいいと思います。通院が困難であり、医師が認める人は誰でも在宅医療を適用できます。末期がん患者の緩和ケア、認知症、神経難病、骨関節疾患などの患者は移動が困難なので在宅医療の対象として考えられます。

在宅死までの訪問診療の期間は短く、1年以内に半数が亡くなっています。末期がんの場合では2~3カ月です。末期がんでは在宅での診療期間は長くないですから、在宅で看取ることは他の疾患よりも比較的に可能だと思います（図表４－２参照）。

ちなみに、東京都墨田区の「あおぞら診療所」というところでは小児専門の在宅医療を行っています。

2 がん患者と認知症患者の在宅医療の問題点

在宅で1人暮らしのがん患者の看取り

日本の病死因順位は、がんが圧倒的に多くて1位、次いで心疾患、肺炎、脳血管疾患の順です。日本人の2人に1人はがんを患い3人に1人はがんで亡くなる時代にあって、末期がんを専門に診る医療機関もあるほどです。末期がんの患者を在宅医療で最期まで「看取れない」というその理由は、医療ではなく介護力が足りないからです。

がんの看取りとがんでない場合のどちらが看取りやすいかというと、圧倒的にがんのほうです。がんの場合、亡くなることを想定しての在宅診療なので死亡しても家族に納得してもらえるのですが、がんでない場合は予後予測が非常に難しく、どこがエンドポイントなのかわかりません。口から飲み込みにくくなり、そろそろターミナル治療かといった場合でも、それから2年生き永らえた場合もあり、難しくてなかなか予測がつきません。

1人暮らし高齢者のがんの看取りのケースをあげてみます。

70代独居の女性で肝臓がんが骨転移した方です。初回訪問から2カ月ぐらい経過した日、突然に「先生、『死ぬ』ってどういうことなのですか」と聞かれて私はドキッとしました。そんなことは考えたこともなかったので、ふと思いついたことを私はいいました。「夜寝て、朝になれば目が覚めるでしょう。もし、朝になって目が覚めることがなかったら、それが『死ぬ』ということではないでしょうか」。すると「あんたも正直だねえ。いいたくもないことをいってくれてありがとう」といわれました。

気の強い方で、はじめて「ありがとう」といわれたので鮮明に覚えている出来事でした。朝晩はヘルパーのケアを受けていましたが、誰もいないときに亡くなってしまうかもしれないとも思っていました。たまたま近居の甥御さんがいるときに下顎呼吸が起きたので「もう時間がきたな」と思い、彼に「側についていてくれますか」と頼むと気持ちよく引き受けてくれて、その日の夜に亡くなり、静かな看取りができました。独居での看取りはなかなか難しいので、この方のケースははっきり覚えています。

緩和ケアは何もしなくても側にいること

緩和ケアのあり方を教えられたケースもあります。

障がいをもつ40歳の娘さんと2人暮らしで、胆のうがん末期の母親のケースです。知的障がいのある娘は料理ができません。娘を1人にしておけずに心配でたまらないため、早期に退院をして在宅医療を選びました。何もできない娘さんですが、側についていることはできます。この側にいることが大事で、いつも側にいるので安心していました。「Not doing, but being」です。末期がんは疼痛管理や点滴はしますが、医師が治療することはあまりありません。やはり看護師や家族の仕事のほうが多いのです。誰か側にいてあげることが大事なのです。

次は歩けなくなって1カ月後に子宮肉腫と診断された高齢女性の患者を往診したケースです。介護者は要介護1の85歳の夫ですが、彼には脳梗塞の既往があります。日中は娘と息子の妻が交互に来てくれますが、夜は夫婦2人きりなのでほとんど介護ができません。そのため、どうしても不安ですから最終的に入院することになりました。在宅ではまず介護が必要ということを示すケースです。

痛みで在宅暮らしができなくなり入院したケースが1件だけありました。40代の乳がん骨転移の女性です。子どもは高校生、夫は働き盛りで会社勤め。日中は家族が介護できませんから彼女は1人で家にいますが、まだ若いのでがんの進行も早く痛みが激しくなってきました。ある朝、往診して対応しましたがどうしても痛みが止まらず、柏市の国立がんセンターへ救急車で送りました。でも、最期まで自分のことより娘のことを心配していました。

がん患者は他の慢性疾患の患者と比較して療養期間が短く、多くの場合は最期まで自立して生活することができます。痛みのコントロールもある程度はできるため、がんは在宅医療で看取りやすいのです。

末期がんの場合、多くは亡くなる日まで会話できます。トイレの自立は人間の尊厳にかかわる大事なことですが、1週間くらい前までは自立できます。おむつの必要がないですから介護時間も短くてすみます。

がん末期の場合は歩けなくなり、食べられなくなると容態が急に悪化することが多いのです。しかし、年齢が高いほど痛みは少なく、90歳以上で鎮痛のために麻薬を使うのは3割程度です。また、寝たきり期間も1週間くらいで短いのです。これらが、がんの特徴なので看取りやすいといえると思います。

誰でも認知症になる可能性がある

いま認知症患者は460万人を超えています。認知症は年齢が上がるほど増える疾患です。85歳以上では3割近くが認知症を患っています。認知症は誰がなってもおかしくない状況で、高齢者が4人いる家族の中に1人はいるといってもいいでしょう。

２０１２年6月、厚労省では報告書『今後の認知症施策の方向性について』を出しました。その中で基本目標を「これまでのケアの不適切な流れを変え、逆の流れにする」（状態に応じた適切なサービス提供の流れにする）といっています。報告書の考え方には賛成ですが、精神科の病院医療なども必要だと思います。精神科に長期入院する認知症患者が5万３０００人もいるので、この人数を減らしていくべきでしょう。

高齢者を診る医師にとって、認知症の知識が必須な時代になりました。外来にも高齢の認知症患者がどんどん増えています。しかし、医者にも認知症をなかなか見抜けないことがあります。たとえば、認知症で糖尿病の患者に薬を処方したとします。ところが、認知症の場合、本人は説明されたことを忘れてしまって薬を飲みません。ですから、医師はいつまで経っても病気が改善しないのはおかしいと悩むことになります。

私の経験をお話しします。独居でリウマチの女性が通院していました。私はこの方が認知症だとは思っていなかったのですが、ある日、唇を腫らしてきました。週1回飲む薬を毎日飲んでしまったというので、びっくりして「長谷川式認知症簡易知能評価スケール」（以下、長谷川式テスト）で調べると、30点満点中15点の認知症でした。それ以来、通院の

図表4-3　在宅における認知症高齢者の死亡原因
(N＝60)

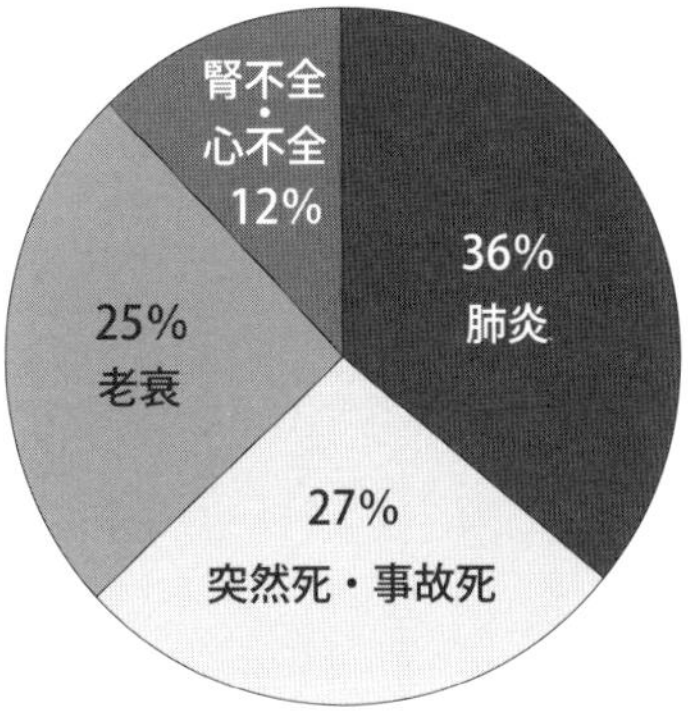

認知症の高齢者の多くは合併症で亡くなっている

⇩

内科的管理が大切。身体の異常を訴えることができない

※「多施設共同研究」（いらはら診療所、梶原診療所、松永病院、あおぞら診療所、亀田メディカルセンター、東京女子医大東医療センター在宅医学部、慶應大学医学部医療政策管理学教室）より

方に認知症の疑いがあると、本人の了解を得てテストをするようにしています。この経験から認知症の気づきのポイントをしっかりと診る必要があると感じました。

認知症の医療は生活を支えること

認知症の半数はアルツハイマー型で、認知機能の低下とともに身体機能も低下し、最終的には飲み込みができなくなり、亡くなります。製薬会社がさかんに抗認知症薬の宣伝をしていますが、認知症の医療は「認知症を診る」のではなく、その人の生活をどう支えるかを考えることなのです。大学病院で診るのではなく、患者の身近にいて往診のできるかかりつけ医が診ることによって、生活障害を見ていくべき病気なのです。

認知症の症状はゆっくり進行していって、最期は嚥下障害を起こして亡くなりますが、じつはこうして最期までいくのは全体の4分の1程度です。認知症高齢者の場合は、事故死や誤嚥性肺炎などの合併症で亡くなることが多く、嚥下障害が起こる前に亡くなることが多いのです（図表4-3参照）。本人は自分の身体の不都合を伝えることができませんから、かかりつけ医が内科的な管理をしっかりしていく必要があります。

もうひとつのケースです。団地に住んでいる目の見えない高齢女性の症例ですが、7年前に同居の兄が亡くなって1人暮らしになりました。彼女は生まれつきの視覚障がい者で、幼少時から人のお世話になってはいけないと母親に教えられてきましたので、民生委員が支援のための書類を作成する際にも「自分でできます」と拒否します。そのため、なかなか援助に入ることができなかったのです。2年前に、市役所から診に行ってくれと頼まれて行ったのですが、長谷川式テストで明らかに短期記憶障害があり認知症と診断しました。

成年後見制度で後見人をつけて、なんとか書類の手続きができました。ずっと薬を飲んでいなかったのですが、薬を処方することができて、朝は訪問介護のヘルパーに入ってもらい、投薬の介助を受けてしっかり飲んでもらえるようになりました。それから1年半経ちますが、私が訪問すると喜んで親しく接してくれます。頑固なので施設入所をすすめても入らないだろうと思うので、限界まで在宅医療でがんばろうと思っています。

地域包括ケアシステムを構築する

認知症の介護ではBPSDという言葉が使われることがあります。BPSDとは認知症の行動・心理症状のことですが、以前は「問題行動」といわれていました。しかし、本人ではなくまわりの介護や環境に問題があるのです。本人にとっては切実な訴えによる行動を現しているわけです。そして、BPSDが起こることもそれほどあるわけではなく、これが原因で入院することもほとんどありません。

私は認知症の場合は「地域包括ケアシステム」でみていくべきだと思っています。地域包括ケアシステムの構築には「介護・医療・予防・住まい・生活支援」の5つの要素があります。その中でもいちばん足りないのは「医療」でしょう。24時間対応する在宅医療のない地域が多くあります。厚労省の宮島俊彦前老人保健局長は、「これまでの生活の継続・自己決定の尊重・残存能力の活用」という、デンマークにおける高齢者福祉の考え方が重要だと話されていましたが、国で介護を完結できないので、このシステムで地域に丸投げしてしまったともいえなくありません。

国が丸投げした「自助・互助・共助」。自分でできることは自分でやりなさい、地域の助け合いを使いなさいというけれど、実際、地域に助け合いはあるのか。地域の助け合いをどうつくるかが問題です。

高齢者自身、自分の役割をもつことができれば生き生きとしてできます。介護は一方的に「してあげるだけ」ではだめ、できることは本人がする双方向性がないと生きる活力をなくします。

ある高齢女性は、以前は施設にいて何もすることがなく活力も衰えました。しかし、グループホームへ移って、食事の手伝いを役割として与えられて包丁を使っているうちに、生き生きとしてきたというケースがありました。

お年寄りは「生きていても何の役にも立たない」とよくいいます。ですから、高齢者にも役割があるように、地域における私たちの「自助・互助・共助」をどのように組み立てていくのかが大事なのです。

では私たち医療機関は何ができるか。ひとつは市民への啓蒙活動を行うことです。専門職同士の交流を図って顔の見える関係を築く。いま、このためのワークショップなども一生懸命に実施しています。

もうひとつは、市町村単位の行政と医療機関との関係性づくりと働きかけをどうするか。

松戸市は、終戦直後の人口が5万人でしたが、現在は48万人。戦後、地方から働きに出てきた人が東京へ通う、ベッドタウンとして発展しました。そうした人たちが集まる町なので、地域のつながりも少ないため、地域の中での人と人のつながりをどうつくるのかを考えていくことが大切です。

「地域包括ケアシステム」の中で、医療と介護の連携として「在宅医療連携拠点事業」「地域ケア会議」を実施しながら地域づくりをめざす、こうした仕組みの中で地域ケアを考えていく時代だと思っています。

医療機関と地域のつながりをどうするか

地域づくりについて、私のところのグループホームでの経験を述べます。このグループホームでは、子供会と夏祭りを開催しています。町内会の子供会から、近くにラジオ体操のできる公園がないので「駐車場を貸してほしい」といわれてお貸ししました。近所の子どもたちと入所者がいっしょにひと夏ラジオ体操をしたところ、認知症のあるお年寄りたちと子どもたちの交流が生まれました。このような試みも地域づくりのひとつではないかと思いました。

もうひとつ、三重県桑名市の多湖光宗先生のユニークな取り組みを紹介します。徘徊ぐせのある女性高齢者にどのような対応をするか悩んだ末に、腕章を付けて地域のパトロールをしてもらうことにしました。そうしたら徘徊がなくなり、地域の防犯率も上がり地域に貢献した、とＮＨＫで紹介していました。先生は、グループホームや病児保育、学童保育もされています。ここではかまどでごはんを炊くのですが、若い介護士にはできません。いつも若い介護士に叱られているお年寄りが上手にかまどで炊くのを見て、子どもたちが「うわあ、すごい！」と素直に尊敬します。そうしたことで、お年寄りも自分が役立つことができて自信がついて元気になるということです。

「高齢者にはできないだろうからやらせない」ではなく、役割をもたせるのは大事なことです。65歳から75歳の人の8割程度はまだまだ元気です。高齢者にいろいろな役割を分担してもらって、地域に参加してもらうことも必要だと思います。

ＡＬＳ（筋萎縮性側索硬化症）の患者を診ていますが、難病のため、だんだんと手足の筋肉が衰えて最終的には呼吸もできなくなり、呼吸器をつけないと生きていけなくなります。24時間の痰の吸引が必要なために、家族の負担もたいへんです。

「痰の吸引」は、２０１２年の介護保険法の改正で、介護職でもできるようになりました。看護師でなくても、一定の研修を受ければ介護職もできます。「痰の吸引」は医療行為といわれていますが、これは生活関連行為であると私たちは考えています。こうした行為まで医療行為などといっていては、これからの高齢社会を乗り切れません。賛否両論はあるでしょうが、こうした医療と介護の垣根を規制緩和するのも、これからの高齢社会では必要ではないかと思っています。

3 いらはら診療所での実践から見る

看取りの場が介護施設へ移った

前述したように松戸市の人口は48万人、高齢化率21・8％。最初に開業したのが柏市で、2回引っ越しして現在の診療所は3カ所目です。この小金原地域の高齢化の比率はもっと高くて26・9％です。

在宅医療は、外来や入院医療と同じで地域医療を提供する診療手段のひとつと考えています。「いらはら診療所」は訪問も外来も入院も大事にして、この3種類の診療形態を切れ目なく提供することで地域医療を実践しています。

在宅だけを診る診療所もありますが、そうなると診療所から家庭を訪れるだけの一方向で、双方向性がないという問題があり、一般の診療所でも在宅医療を行うようにするのが本筋だと思っています。

われわれのグループでは介護施設も運営しています。昔から多職種連携もしていますし、

図表4-4　最近8年間の看取り数の変化

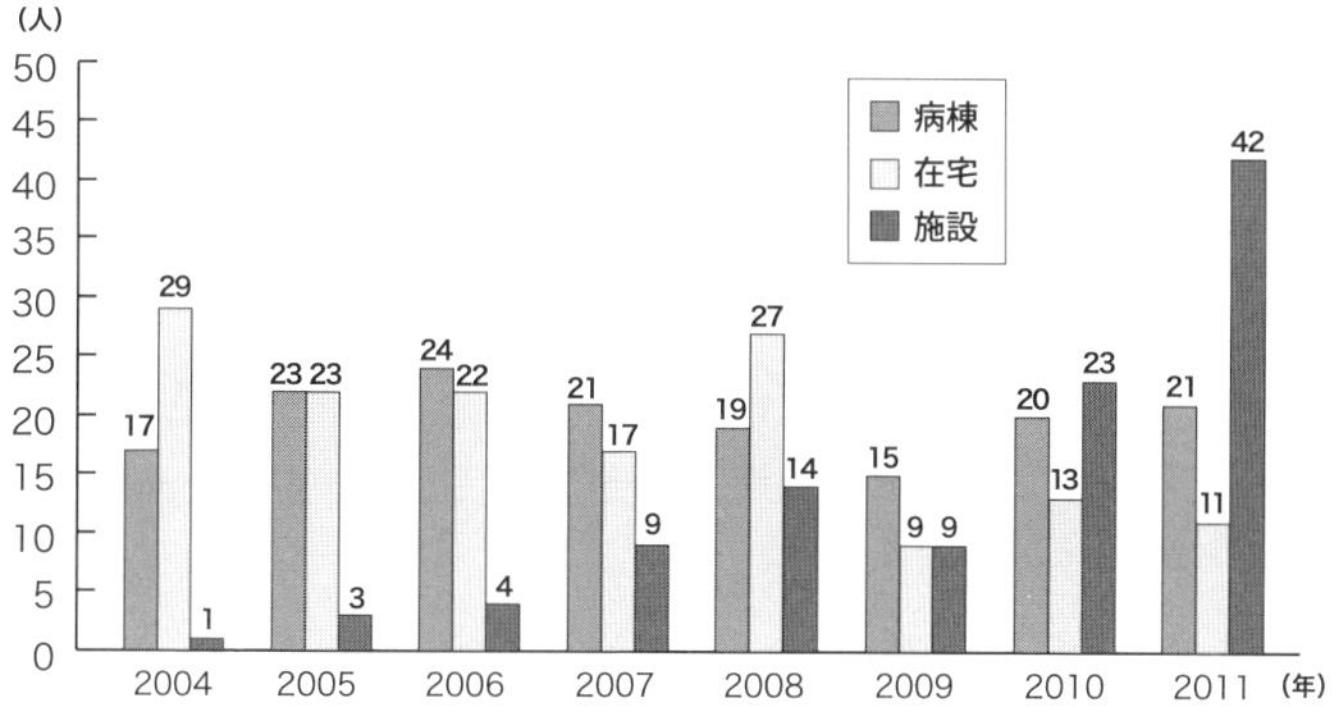

※医療法人社団実幸会資料より

事業所間の連携もしています。深夜往診と休日往診もしていますが、在宅患者は300〜400人、現在は新規患者が月に18人程度いますが、亡くなったり入院したりするので在宅医療はけっこう出入りの多い診療形態です。

図表4－4でわかるように、最近8年間の看取り数の変化ですが、2004年は介護施設での看取りが1人だけだったのに、直近は介護施設での看取りがいちばん多くて42名、その半数の21名は病棟での看取りで、看取りの場は明らかに介護施設へ移ってきたという印象です。

状態が悪くなった患者の家族に「入院させますか」と聞くと、最近では「先生、このまま在宅で診てください」と、在宅診療で納得されている場合がほとんどです。介護施設での看取りができなければだめな時代になってきていますから、痰の吸引も必要になり、施設での医療行為も必要になってきました。

生活の場から看取りの場へ

認知症高齢者グループホームは、当初、認知症高齢者の共同生活の場だったわけですが、認知症は認知機能の低下とともに身体機能も低下してくるので、ホームで最期まで看る場合が増えてきています。

在宅医療では訪問看護が重要性をもちます。在宅医療の主役は医師ではなく、看護師です。私のところでは月曜日から金曜日まで看護師が当直をします。看護師は病棟でも当直していますが、訪問看護の看護師も当直していてファーストコールを看護師が受けて在宅の夜間対応もしています。ほとんどの対応は看護師で可能です。必要であれば医師が呼ばれるのですが、呼ばれることはあまりないのです。多くの医療機関では患者が亡くなると夜でも医師が往診しますが、看護師が訪問して翌朝に死亡診断書を持っていくというケースもあり、市民の意識も変わってきています。

前述したように、地域医療における訪問看護は非常に重要です。私の診療所では年50

0回程度の電話を受けますが、70％が電話対応ですんでいて、その他の対応としては訪問看護が圧倒的に多くて月5回程度、看取りが月2回程度、医師の往診が3回程度です。

「医療」が動けば地域も変わる

最後にいいたいことは、地域医療は「医療」が動く必要があるということ。全国的に救急車の出動回数が増えていて、その半分以上が高齢者のための出動でしかも軽症が多いのです。これらの救急対応も在宅医療でのカバーが可能です。

あるとき、ヘルパーが訪問介護に入ると90歳の高齢者が倒れていました。あわてて救急車を呼んだのですが、心肺停止ですでに亡くなっていました。救急隊員は、救急病院と連絡を取りながら一生懸命に延命処置をする。そんな状態で当診療所に連絡があり、すぐに往診しました。

長年診てきた患者で、「何かあっても延命処置はせずに静かに逝かせてほしい」と聞いていましたから、延命措置は止めてほしいと私が伝えると救急隊員はすぐに中止しました。私が診断書を書けばすむことです。もし救急車で病院へ運ばれたら、遺体の検死のための検査をするので医療費もかかり時間もかかります。「医療」が動くことは、こういうことなのです。高齢社会は「医療」が動くことで乗り切れるのです。

私どもの団体「ＮＰＯ在宅ケアを支える診療所・市民全国ネットワーク」は20年続いている組織で、２０１３年９月には19回目の大会を新潟で開催しました（大会委員長は黒岩卓夫名誉会長）。昔から多職種で実践交流会を行っていますが、団体名にあるとおり、市民とともに活動していますから、ぜひ多くの方に参加していただきたいと思っています。

どうぞ元気で気立てがよく、気の合うかかりつけ医をもってください。

「見立てのいい医者より、気だてのいい医者」です。ずっと診ている人であれば、24時間以内に診ていなくても経過がわかり、異状死でないことが確認できれば、医師は死亡診断書を書くことができます。ぜひ「かかりつけ医」をもっていただきたいと思います。

5章

愛と感謝のメッセージ
としての「遺言」

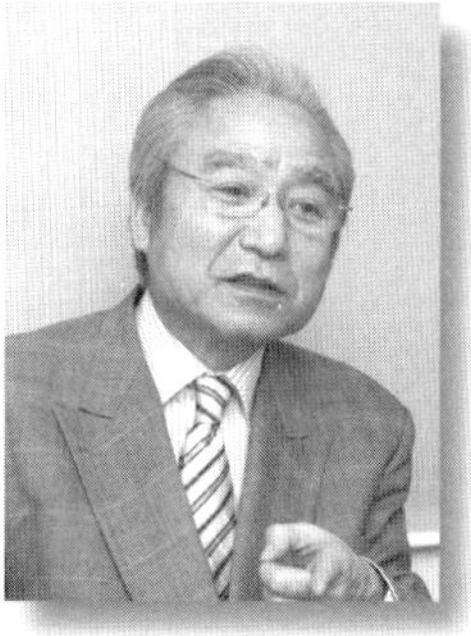

木村　晋介

きむら　しんすけ
弁護士

1 高齢社会における家族間の争い

長寿化で増えつづける「争族」

相続を巡る事件の依頼が、ここ数年で急増し、私の事務所の取り扱い事件の中で3分の2近くとなっています。これは40年の弁護士生活ではじめて体験する現象です。

司法統計を見ても、相続事件は、ここ10年で倍増しているのです。遺産の額の大小を問いません。たとえば、遺産額1000万円以下の事件を統計で見ると、2008年度に受理された調停事件の27%強を占めています。その約10%が調停では折り合いがつかず、家事審判官（家庭裁判所の裁判官）による審判により、ようやく強制的解決をみています。

多いのが、親たちと生前をともに生活してきた長男一家と、独立していた次男一家との間の争いです。長男一家としては、介護も含めた老父母との同居で大きな負担をおったという思いがあります。

ところが、同居していなかった次男側はまったく別の見方をしています。父母の実家にただで住み、自分たちのように住宅ローンも負担していない兄一家は、働き盛りのころ、父母のおかげで孫の世話までしてもらって共働きもできて得をしていると考えます。また、長男一家が父母の老後をよく見てくれたとは必ずしも感じていません。このズレは、しゅうとめがときどき次男宅に立ち寄って、お嫁さんの悪口をいったりすることによってますます拡大します。

要するに、人というものは、自分の受けた恩恵は自覚しにくく、他人の受けた恩恵には過敏になる、というわけです。普段はそうでない人も、こと「遺産の相続」というタナボタ話が絡むと、そのへんが変わってきます。これまた遺産の額の大小を問いません。

相続は資産（負債も含む）をもつ者の死亡によって生じます。年間の死亡者は約120万人。その年齢構成は高齢化を反映して、75歳以上で増加の一途を辿っており、2006年には、75歳以上が全体の6割を超えるようになっています。

このことは、第一に、死者の側が高齢者となって死亡するまでの間、生活上、他者の介護支援を受ける機会が多くなり、また期間が長くなっていることを意味しています。

たしかに、寝たきりになってからの介護ということだけで考えれば、1、2年ということが多いでしょう。しかし、それまでの半自立状態の高齢者に対する介護は長期化の傾向にあり、2007年に生命保険文化センターが介護経験者にアンケート調査を行った結果を見ても、介護の期間は平均で3年10カ月。4年から10年未満が22・9%で、10年以上が11・8%ですから、4年以上の長期間が全体の3分の1を超えています。

これは相続を受ける遺族の側から見れば、子も、すでに熟年以上の年齢に達しているというケースが多いということです。

相続の制度設計と高齢化

しかし、今日の相続についての制度設計は、このような時代がくることを予想していませんでした。

では、制度の根拠とした家族像とはどんなものでしょうか。

ひとつには、遺産が家族構成員の協働によってできたもの、という仮説が根拠とされています。

しかし、家業というものが残っていた時代はともかくとしても、サラリーマン世帯がほとんどを占めている核家族が本流になるにつれて、親の資産をつくるために協力したなどという子どもは、めっぽう少なくなりました。学費だ、車だ、結婚費用だ、家だと、親の資産を減らすことばかりに貢献しているのが今の子どもたちなのです。私自身も、まさにそうでありました。

もうひとつ、その死者が生存していたとすれば、その資産から他の家族が受けることが期待できた扶養を、その家族に遺産として分配することによって法が果たす、という考え方です。

人生50年時代ならいざしらず、これも今の時代にはまったく適合しません。高齢社会の進行によって、人生が昔の倍近くになった現在、残された子どもたちは、50歳前後から初老の域に達する層まであることがほとんどなので、すでに一家を構えて、それなりに蓄えや資産をもっていておかしくない年齢となっています。さんざんに親のすねをかじって、そこまでいきついているのに、今さら親の遺産によって扶養を受けることを期待できる立場ではありません。

そうはいっても、私は、死者とともに生きてきた配偶者について、いわゆる内助の功としての「資産形成協力についての配分」、また配偶者も高齢であることからくる「扶養に替わる配分」が必要という考え方は、今日も十分に成り立つだろうと考えます。

1981年施行の民法改正で、配偶者の法定相続分がそれまでの3分の1から2分の1（相続人が配偶者と子の場合。配偶者と義父母の場合は3分の2、配偶者と義兄弟姉妹の場合は4分の3）になったのも、こうした現実に対応したものといえるでしょう。

それでは、死者が有していた財産（いわば、死者が生存中に使い残した資産）を、おもに、子や配偶者という遺族に遺すことの現代的根拠は何か。そう問われれば、それは「親の家族を思う心、言い換えれば愛」「長い老後を介助・介護し看取ったものへの感謝」などに対する、社会の配慮と考えるべきだと私は思うのです。

「寄与分」制度は機能しているのか

「子は均分相続が基本」とする制度は、当然に修正が施されなくてはなりません。今の法の下でこの修正のために期待されているのが、「寄与分」と呼ばれる制度です。配偶者の法定相続分を増やした１９８１年施行の民法改正で、同時に登場したのが、この制度です。この制度は、法定相続分を修正できるケースとして、次の２つを認めています。

ひとつは、①死者の生前に行っていた事業について特段の労働や財産の提供をなしたケースです。もうひとつは、②死者に特段の療養看護などを行ったケースです。これらの結果財産の維持増加に貢献したと認められるときに、相続分の割り増しが認められます。

①は、先に述べた、「家族の協働への配分」という、それまでの考え方をかたちで現したもので、裁判例で見ると、農業継承者や、共働きなのに配偶者の名義で資産が形成されて

いるときなどが多く、遺産の15％から50％くらいまでが割合的に認められています。

②のほうは、まさに高齢社会を見据えて、現代社会への対応が大いに期待されるはずでした。両親の長い老後の介護への貢献は、ここで報われるはずだというものです。

しかし、実際の裁判の中での展開は、この期待を裏切るもので、介護者それも専従的介護者への寄与分の認定でも、介護労働者の時給をベースに積算して認められるケースが多いのです。

注目された家庭裁判所（大阪、２００７年２月）での判断で見てみましょう。寄与分を申し立てた側が、２００５年に亡くなった父の認知症の介護に３年間献身的に尽くし、また母親の闘病生活も介助し、父母の家事全般を世話してきたというケースです。父はかなりの資産家でした。

このケースで裁判所は、１日８０００円×３年間＝８７６万円という金額を算出しています。多くの場合に認められた寄与分としては、総遺産の10％前後が限界です。多くの場合は数％にとどまり続けているのです。

親と同居していた子が寄与分を主張しても、親の家にただで同居していたのだから、と寄与分を認めてもらえないケースが多いのです。これでは介護者は報われません。なお、男性相続人の妻や娘が介護に当たった場合には、その男性の寄与分として算定する実務が定着しています。ドイツなどではこのような場合、介護した妻自身に遺産の一部を取得させていますが、わが国では、あくまでも法定相続人にしか寄与分は取得できない仕組みなのです。

いずれにせよ、家庭裁判所はいまだに在宅介護の実態についての知識が不足しており、画一的な法定相続分による分割という呪縛から解き放たれていないように見えます。

ここでしっかり、相続の基本に「愛と感謝が在るべきである」という原理に立ってみましょう。

残念ながら、今の法定相続と寄与分制度では、その原理は通らないという現実があります。考えてみれば、そもそも愛や感謝というものは、適切に表現されてこそ効果をもつものです。であるとすれば、制度にただ依存するのではなく、制度を使いこなして画一的な取り扱いの壁を乗り越えなければなりません。

そして、その「愛と感謝の表現の手段」こそが「遺言」であり、これこそ画一的な法定相続分の呪縛から相続システムを解き放つ力をもつものなのです。

2 公正証書遺言と自筆証書遺言の違い

自筆証書遺言はそれほど簡単なのか

次に述べる公正証書遺言に比べて、自筆証書遺言は簡便さが取り柄といわれています。しかし、いうほどには簡単ではありません。

筆記用具と印鑑、朱肉を用意して、遺言の本文、日付、遺言者の署名の、3つを完全に自筆で書かなければなりません。そして、押印します。

遺言のイメージができたとしても、遺言は法律文書です。普段書き慣れた人であれば、書くことは造作もありませんが、そうでない一般の人にとっては、かなり負担感があるでしょう。実際に手にした遺言の中にも、その文章の解釈に難儀するものが少なくありません。少なくとも、事前に遺言したい内容を弁護士、司法書士などの専門家に伝えて、遺言の下書きをつくってもらうほうがよいでしょう。

自筆というからには自書する能力がなければできません。高齢者が病床で家族に手を添えてもらいながら作成した遺言の効力が、最高裁まで争われたケースがあります。

１９８７年に最高裁は、「文字の書き始めの位置や、改行、字配りなどを補助するところまではよいが、運筆＝文字の運びにまで補助者の影響が出ている場合には、その遺言は無効」としています。手が震えている高齢者の遺言に、何文字か達筆な草書が入ってはダメということになります。

また自筆証書の場合、偽造か否かが問題になりがちです。問題になれば、筆跡鑑定ということになり、本人が書いた他の文章（日記、年賀状など）と対照して、真筆か否かが判断されますが、この判断は専門家でも難しいものです。

そのうえ、自筆証書は保管上での不安もあります。弁護士に預ければいいという人もいますが、弁護士のほうが先に死ぬこともあります。そうでなくても、遺言者の死亡が確実に弁護士に伝わるかどうかも不安です。

自筆証書遺言をつくるとき、いろいろな問題を避けるためにつくっているところをビデオで撮っておく人もいるくらいです。自筆証書を作成するには、十分以上のことに注意していただきたいものです。

専門家が作成してくれる公正証書遺言は確実

「公正証書遺言」とは、公証人という法律のプロが、遺言をしたい人から遺言したい内容を聞き取り、作成してくれる遺言です。

公証人とは、元裁判官や検察官、法務省の役職にあった人で、全国約300カ所の公証役場に、550人ほど配置されています。

公正証書遺言をつくるには、本人の印鑑登録証明書、立会証人2人（相続について利害関係のない人）が必要ですが、実際には立会証人も公証役場で用意してくれます。専門家がつくるのですから、文章上の心配もありません。話すことや聞くことについて障害がある人は、手話でもOKです。視力障害の方の場合にも対応しています。

ともかく、専門家がつくってくれたものに署名押印すればよいという点だけを見れば、自筆証書遺言よりよほど簡便でしょう。

「役場に行くのはどうも」と尻込みする人もいるかもしれませんが、事情を話せば出張してくれます。身体に障害のある人、病床にある人も、来てくれますからOKです。そのうえ保管は完璧。なにしろ、遺言書の原本は役場の超堅固な耐火金庫にほぼ永久保管されるのです。遺言の際に払う手数料は、遺言の対象となる財産の評価次第ですが、財産1億円でも手数料は4万3000円、証人を役場のほうに頼めば1人5000円程度、出張の場合の公証人の日当は、距離にもよりますが1、2万円といったところです。

知っておきたいのは、公正証書遺言の検索システムです。相続人であれば、亡くなった人の公正証書遺言の有無、作成（保管）役場など、どこの公証役場に行っても検索することができます。これは、なんといってもこの公正証書遺言の強みでしょう。

遺言の遺志がきちんと実現されるように

自筆証書であっても、公正証書であっても、高齢者の遺言の場合、心配になるのは、遺言者の認知能力です。認知症であっても程度が軽ければ、遺言することはできますが、のちのち遺言の効力を争われるものになります。公正証書遺言さえつくっておけば大丈夫と思っている人もいますが、公正証書遺言であるのに、重度の認知症を罹患している間に作成されたとして、裁判で無効と判断されたものが平成時代になってから公表されたものだけでも16例ほどありました。

公証人は法律の専門家ではありますが、精神医療の専門家ではありません。せめて、簡

図表5-1　遺言の種類と特徴

種類	自筆証書遺言	公正証書遺言
ポイント	・自由に自分で作成する ・費用がかからない ・証人がいらない ・本文、日付、氏名を自筆で書き、押印する ・簡単に書き換えできる ・内容を秘密にできる	・公証役場で公正証書として公証人が作成してくれる ・２人以上の立会証人が必要である ・公証役場で遺言書の原本を保管してくれる ・内容を説明し公証人が書面化して読み聞かせたのち確認して署名・押印する ・費用はかかるが出張もしてくれる ・紛失や改ざんの恐れがない ・文字が書けない人も利用できる
デメリット	・要式に欠ければ無効になる ・保管上での紛失や偽造など改ざんの恐れがある ・文字が書けないと利用できない	・公証人手数料等の費用がかかる ・内容を公証人と証人に知られる

易な認知能力テスト(「長谷川式認知症簡易知能評価スケール」や「ＭＭＳＥ＝ミニメンタルステート検査」認知症テストなど)でもやっておいたほうがよかったと思われるケースが多いようです。認知能力に衰えが出ている場合、精神科医の診断を受けてから、遺言に取りかかることをおすすめしたいと思います。

高齢者によい終末を迎えていただくため、ご自身の終末をよいものにするためにも、家族間の愛と感謝の気持ちを分かち合うことができれば何よりだと思います。また、そのために、生前の資産の活用は当然のこととして、亡き後の資産についても、それぞれの愛と感謝の気持ちにふさわしい行き先が確保されることが望ましいのです。

現行制度を「活用」する立場に立てば、そ

こに「遺言」の2文字が見えてきます。そして、遺言に託した遺志が、きちんと実現されるように、本章で説明したいくつかの注意に配慮していただけたら幸いに思います。

6章

成年後見制度を展望する

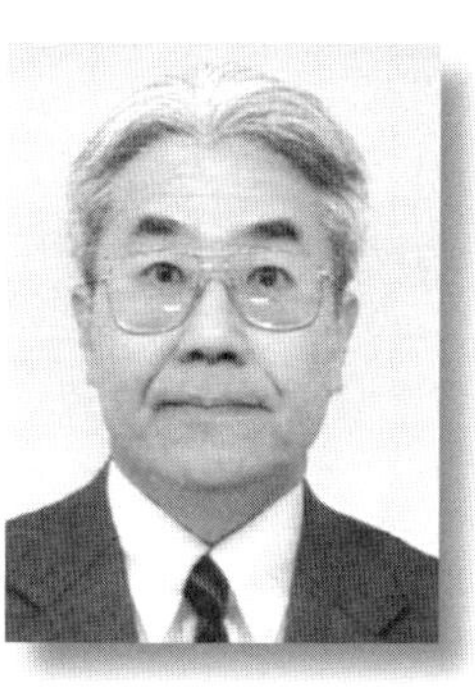

小賀野　晶一

おがの　しょういち
千葉大学法政経学部教授

1 成年後見制度とはどのような制度か

急速な高齢化が進む日本では

私たちは日常生活において、さまざまなサービスを受けてとくに問題もなく生活を送っていますが、認知症などによって判断能力が落ちてくると、生活がうまくいかなくなり、サービスも受けられなくなります。症状が進むと、恒常的に日常生活ができなくなり、命にもかかわってきます。２０００年に新しく導入された成年後見制度は、こうした人の意思決定を支援することを目的にしています。

日本では高齢化が急速に進んでおり、認知症の高齢者が急増するなど、判断能力の低下に伴う問題は社会問題となり、深刻になっています。私たちが享受するサービスは、意思表示を要素とする契約という方法によって行われることが多いのですが、判断能力の低下は契約の締結能力の低下を意味します。このような場合に契約を結ぶと、十分に内容がわからないまま契約責任を負ってしまうことになります。

成年後見制度は、民法やその仲間の法律（任意後見契約に関する法律、後見登記等に関する法律など）に基づいています。成年後見制度は民法の制度であり、介護保険法などの社会福祉制度と異なりますが、医療や福祉のサービスを適切に享受することをもめざしていることにおいて、両者は密接に関係していることに気がつきます。

成年後見制度を理解することは、民法だけでなく、医療、介護など社会福祉を理解することになります。このような理解を深めることは、今日における私たちの生活や生活関係のあり方を考えることにもなります。

判断能力が低下した人の意思決定を支援する

それでは、成年後見制度とはどのような制度かについてお話しをします。

認知症の患者・高齢者は、ものごとの判断能力が低下しているため、お金の管理がうまくできず、詐欺に遭いやすくなるなど、従前のように生活ができなくなってきます。認知症のほか、精神障害や知的障害の症状によって判断能力が低下することもあります。

さらに、事故によるけがが原因で判断能力が低下することもあります。若い人でも、交通事故で頭を打って、植物状態になり、あるいは高次脳機能障害（脳の損傷によって起きる高度、複雑な脳の機能障害をいい、神経心理学的症状を呈する）を負うことがあります。これらの被害者は判断能力が大幅に低下し、どのように行動したらいいかという判断が十分にはできない。判断能力が低下した本人のために、その意思決定を支援すること（意思決定のサポート）が必要とされているのです。成年後見制度は、民法の分野からこの必要性に応えようとするものです。

成年後見による支援の内容は2つに分かれます。ひとつはお金、土地、建物など財産の管理であり、もうひとつは財産管理以外の生活支援であり、身上監護といいます。これについては、成年後見制度の支援の内容ということで後にお話しします。

参考までに、未成年者の保護については、民法に未成年者制度があります。幼い者は一般的に判断能力が未熟で社会経験も少ないので、現行では20歳に満たない者を一律に未成年者とし、親権や後見の制度のもとで守っています。

成年になると、民法の未成年者保護の規定が外れて、自己責任になります。20歳になると成年者となり、社会的な責任が生じます。たとえば、消費者被害に巻き込まれたりしたときなども自分の責任となってしまう、詐欺に遭った場合には騙されたことを証明できなければ原則として損害の回復は困難になってしまうわけです。

そこで、繰り返しますが、判断能力が低下した人のために、個人の意思決定を支援する制度として成年後見制度が必要となるのです（未成年者の場合は未成年者ということだけで原則として意思表示を取り消すことができるが、成年後見と同様の対応をする。なお、わが国では成年者を20歳以上としていることについて、欧米諸国の傾向にも反するが、たとえば18歳以上とすべきではないかとする意見が強くなっている）。

旧制度の禁治産・準禁治産から新制度の成年後見制度へ

成年後見制度の沿革を見ると、旧制度は1898年に施行された明治民法典が導入した禁治産・準禁治産制度であり、これは後に述べるフランス民法典の制度を参考にしました。この旧制度を改めて、2000年に新しく導入された制度が成年後見制度です。成年後見制度は、制度の理念を根本的に改めて、概念・用語を民主化するなど、誰からも親しまれるように、旧制度を根本的に改善しました。

旧制度における考え方は、伝統的に用いられてきた保護の考え方に基づくものであり、パターナリズムであるとの説明もなされています。これは、父親が子を絶対的に保護するという考え方です。

明治民法典のもとでは、旧制度である禁治産者・準禁治産者は行為無能力者とされて、財産管理や療養看護において絶対的な保護を与えるという考え方でした。これに対して、新制度は、後にお話しするノーマライゼーションの理念に基づき、本人の意思決定を支援するという考え方に改めました。「保護から支援へ」と制度が展開したということができます。

そして、行為無能力者を改め、制限行為能力者としました。支援を受ける者（制度の主体）は法定後見の3類型（後見、保佐、補助）に応じて、成年被後見人、被保佐人、被補助人と呼ばれます。

成年後見制度は、公的な介護保険制度が始まった2000年4月にスタートしました。成年後見という概念は新しい概念です。

もはや人生100年が夢でない今日、私たちはより長くなった人生のラストステージをどのように生活するか、どのように老いて旅立つか、生は死と表裏の関係にあります。生き方を考えることは死に方を考えることでもあります。長寿時代において心得るべき価値とは何かを明らかにしなければなりません。

民法によって経済活動の自由が保障された近代社会

ところで、旧禁治産制度や成年後見制度を導入した民法とは、どのような法律でしょうか。民法を理解すると、成年後見制度の働きがよくわかります。

少し歴史を振り返ります。明治になり日本は近代国家としての道を歩みはじめますが、明治期に制定された民法典は、近代の国家、社会、市民の基礎を提供しました。民法は近代法、あるいは近代市民法といわれます。民法典は日本における最大の文化のひとつといえるものです。

明治政府が日本民法典のモデルとしたのが、1804年に制定されたナポレオン法典、つまりフランス民法典でした（日本政府がフランス・パリ大学から招聘したボアソナードの尽力により成立した旧民法典《後にこう呼ばれる》はフランス民法典をモデルにした。もっとも、法典論争が起こり、ドイツ民法草案をモデルにした明治民法典が制定された。明治民法典は旧民法典の影響を受けており、おもにフランス民法とドイツ民法の双方の成果と位置づけられている）。

フランス民法典は日本の明治民法典よりも100年長く、200年余の歴史があります。

1789年のフランス革命において流血の犠牲を払って獲得した民法典であり、その内容は近代国家が誇りとすべき財産であり文化といえるものです。フランス人は、子どものころから、民法典が自分たちの自由や平等を保障してくれることを学校や大人からよく聞かされているのではないでしょうか。

さて、日本の明治維新は戊辰戦争を経験しましたが、明治民法典の制定はフランス革命のように戦争によって勝ち取ったというものではなく、明治政府の主導のもとに平穏のうちに進められました。これ自体は幸いなことです。

明治民法典は日本人起草者（法学者）の努力のもと、フランス民法とドイツ民法の強い影響を受けて制定されましたが、私たちは民法のありがたみを心から理解しているとはいえないように思われます。これは民法専攻者である私たちの責任です。学校教育では、自由が法律によって保障されていることのありがたさを、法学教育を通じて系統的、体系的に伝えていくことが何よりも重要です。

民法の大原則は、すべての人がそれぞれに、自由に意思決定し、自由に行動することができることを保障するものです。民法は財産権の保障、端的には所有権を保障し、契約自由の原則、過失責任主義の3つの原則を掲げます。こうして、安心して経済活動を行って、お金を稼ぎ豊かな生活をすることなどが保障されたのです。ここに、私たちの今日の生活の繁栄の法的根拠を求めることができます。所有権の保障など3つの原則は、経済活動が活発になる資本主義社会の根幹の考え方です。

歴史を見ると、財産権の自由や経済活動の自由を保障しなかった国家は消滅してしまっています。政治的に共産主義社会といわれる中国やロシアも、全面的にではないのですが、個人の財産の自由を保障しています。財産の自由は多くの近代国家が獲得したほぼ共通の価値になったわけです。

たしかに、私たち日本人は世界の中でも裕福で、経済的に水準の高い生活を享受しています。民法は日本社会の形成と発展を支えてきたわけです。以上に述べてきたことは民法の光の部分といえるものです。補足すると、明治民法典が男女平等の考え方を採用しなかったことなど、民法の影の部分ももちろん指摘しなければなりませんが、これについては別の機会に譲りたいと思います。

民法第3期に登場した成年後見制度

さて、今日、私たちが追求すべき価値とはどのようなものでしょうか。先述した3つの原則を保障し切磋琢磨して努力した人が富を獲得するという基本的部分は維持しなければならないと考えます。

しかし、その結果として、弱いものが負けて強いものが勝つ、頭がよくて首尾よく動いた者が勝ち、そうでなかった者が負ける。「勝ち組」「負け組」に象徴される貧困問題が出現するに至ったのです。これからの民法は、「負け組」に視点を置くものでなければなりません。「負け組」に属する人も怠けていたわけではないのです。「勝ち組」「負け組」という言葉も適切とはいえません。

民法として、病気やけが、年齢、貧困などにより生活を維持していくことに困っている人に、もっと目を向ける必要があるのではないか。民法の基本的な視点を変えて、人間の尊厳に目を向けなければなりません。

法制の改革については、星野英一の『民法のすすめ』（1998年、岩波新書）が、①明治の法典編纂期、②第2次大戦後の法律の変革期、③民法典施行100年の現在、の3つの波があると指摘しています。

民法については、第1期は民法典の成立、第2期は近代法原則を軸に経済社会が急激に成長した時代です。我妻栄の『近代法における債権の優越的地位』（1953年、有斐閣）は第2期の代表的論文です。民法財産法では、財産権のうちの物権（物を直接に支配する権利）と債権（人に行為を請求する権利）を峻別し、流通に置かれた物や債権の取得者を保護するという、取引の動的安全を推進してきました。

第3期は今日であり、高度経済成長が終焉し、低成長時代における生活および生活関係のあり方を追求すべき時代です。低炭素社会、持続型社会、定常型社会などの概念で説明されることもあります。成年後見制度はここに位置づけられるものです。

2 成年後見制度の理念と仕組み

ノーマライゼーション、残存能力の尊重、自己決定権の尊重

新しい成年後見制度は、その理念として、判断能力の低下した人に対してノーマライゼーション、残存能力尊重、自己決定権尊重を掲げます。このような理念は崇高ですばらしいものです。これは比較法的にも支持された考え方です（民法学者の新井誠先生、田山輝明先生の研究がある）。少し補足します。

社会福祉の分野ではノーマライゼーションの考え方が確立しています。病気や障害のある人も元気な人も地域でともに生活しようというのが、ノーマライゼーションの基本的な考え方です。民法の成年後見制度は、社会福祉におけるこの考え方を参考にしています。

すなわち、成年後見制度ではノーマライゼーションを実現するために、本人の自己決定権を尊重し、残存能力を尊重します。たとえ判断能力が低下していても、何らかの気持ちを抱いておられるであろう、そうであればその気持ちにそって支援しましょうという考え

方です。なお、残存能力という呼称について、能力の残存という表現は不適切だという指摘も一部にあり、現在能力などと言い換える人もいます。

判断能力が低下した人について、その残された能力を最大限に尊重し、自己決定を促すことは、同人の生活の意欲を発揚させることであり、社会福祉ではエンパワメント（権利擁護）と呼ばれています。その人の意思に従って生活を送ってもらおうという考え方です。民法と社会福祉のそれぞれの理念が根本において共通していることは、注目すべきものと考えます。

成年後見制度による支援は、本人の自由な意思決定をサポートするものであり、本人の生活を干渉することになってはならない。このことを保障することがまさに民法がこの問題に自覚的に関与すべき理由になります。

民法における人間尊厳の考え方

民法の伝統的考え方では、民法の財産法はお金のある人、つまり有産者のための法として捉えられています。日本の民法学の体系を構築した我妻栄の教科書（『民法講義』１９３２年、岩波書店）にもそのことが明記されています。端的にいえば、民法は元来、お金や財産を持っている人のために機能してきました。このような考え方は民法学の性質として現在の教科書にも踏襲されているのです。

たしかに、民法は生活および生活関係を一般的に規律する法分野であり、社会福祉とは違います。法律の所管も、民法は法務省、社会福祉は厚生労働省（旧厚生省）であり異なります。財産のない人は社会福祉で生活保護を、財産のある人は民法によって自由な活動を保障する、としています。伝統的には民法と社会福祉との間には大きな壁があると考えられてきましたが、現在でもこの考え方が維持されています。

しかし、今日、社会福祉分野も「措置から契約へ」、大きな転換が図られており、契約を扱う民法との接続が見られます。民法において発展した弱者保護理論（たとえば賃借人保護、被害者保護など）は、社会福祉における弱者救済論と有機的な接続が図られるべきではないかと私は考えます。介護保険と成年後見は「車の両輪」であるといわれるのも、このような意味において理解することができます。

民法学者の米倉明先生は、「人間の尊厳」という言葉を使われました。成年後見法の本質を追求された論文において、「民法は今まで自覚してこなかったが、これからは人間の尊厳を自覚すべきである」との趣旨のメッセージを記されています。いまお話ししている成年後見や身上監護の考え方は、米倉先生の研究会（トラスト60のもとに設置された「財産管理法学研究会」）における議論の成果といえるものです。もとより「人間の尊厳」とは何かという哲学的課題があります。民法学としてもこの問題に取り組むことが必要です。

支援の方法は代理、同意、取消し、追認

成年後見制度は判断能力が低下した人の意思決定を支援する民法の制度です。支援の方法は、代理、同意、取消し、追認という技術を用います。

法定後見の3つの類型は次項でふれますので、ここでは支援の方法について述べます。たとえば後見類型では、成年被後見人は事理弁識能力（ものごとの意味を理解する能力）が欠けた常況にありますから、通常は1人で行為をすることができません。そこで、支援者である成年後見人に代理権を与えて、代わりに成年後見人に行為をしてもらうのです。代理権は、法定後見の場合は民法によって当然に成年後見人がもっており（法定代理権）、任意後見の場合は契約によって本人から支援者に代理権が授与されます。代理権は生活を進めるうえで便利で有用な仕組みです。

保佐類型では、被保佐人が重要な行為をする際には保佐人の同意が必要である、とする

ことによって支援をします。特定の行為について代理権による支援を行うこともできます。

補助類型では、被補助人の能力の低下は軽度ですから、被補助人は原則として1人で行為をすることができますが、重要な行為など特定の行為について補助人に代理権を付与したり、同意権を付与したりすることができます。これらの支援は、本人の意思に基づいて行われます。

なお、代理権による支援について述べてきましたが、民法は、日用品の購入などについては本人が単独で行為することができるとしています。これは本人の自己決定権の尊重を民法の規定のうえで明らかにするものです。

後見、保佐、補助のいずれの類型にあっても、本人が後見人等の支援を得ないままに行為をした場合には、後に取り消すことができます。

法定後見による支援の3つの類型

新しい成年後見制度は、法定後見と任意後見の2つの仕組みから成り立っています。

このうち法定後見の支援は、事理弁識能力を基準にします。事理弁識とはものごとの意味を理解することをいいます。法定後見は、本人、すなわち支援を受ける者の能力低下のレベルに応じて、３つの類型が用意されています。事理弁識能力が欠けた状況にある場合は①後見類型、著しく不十分な場合は②保佐類型、不十分な場合は③補助類型です。家庭裁判所は、医学、医療の観点からの能力の判定については素人ですから、能力の判定は、医師の鑑定や診断が必要です。家庭裁判所は医師・医療機関が作成した鑑定書や診断書を参考にして、支援が必要かどうかを判断します。

法定後見では、誰を支援者とするかは家庭裁判所が判断し、本人の支援にとって最適と考えられる者を選任します。申し立てをするにあたり「私が後見人になる」「Ａさんがいい」などと意見を述べても、そのとおりに選任されるとは限りません。財産があって家族間で争っている場合に、家族の１人が成年後見人に選任されることは適切ではありません。権限を乱用する人も出てくるでしょう。悪い人が成年後見人になって財産を使い果たしてしまうこともありますから、家庭裁判所はそのあたりを十分に考慮して選任します。

なお、成年後見の審判の申立人として、本人、本人の子、兄弟姉妹などが予定されていますが、注目すべきは市区町村長の申立てが認められており、実際の申立件数も相当数に及んでいます。

後見人ですが、たとえば本人の精神的状況が深刻である、家族間にトラブルを抱えているなど、成年後見事務の内容が複雑な場合には、しばしば専門職が選任されています。

専門職として活動しているのは、弁護士、司法書士、社会福祉士がまず挙げられます。それぞれの団体、すなわち日本弁護士連合会、成年後見センター・リーガルサポート（司法書士の団体）、日本社会福祉士会が、成年後見実務において専門職団体の先発組として尽力しています。弁護士・司法書士は人権保障、財産管理において専門性を発揮します。成年後見センター・リーガルサポートは世界最大の成年後見実務を担う専門職団体です。社会福祉士は成年後見事務の中でも身上監護に強い関心を示しており、最近では独立型と呼ばれる社会福祉士の活躍が注目されています。司法書士会は法務省が、社会福祉士会は厚生労働省が所管しており、法務省も厚生労働省も成年後見制度に深い理解を示していることが印象深く、これら専門職が活躍する原動力になっています。

その他に後発組として、行政書士や税理士などが成年後見実務に専門職として関与していて、また、成年後見の支援を目的とするＮＰＯ法人など複数の団体が設立されて活動しています。最近では、増大する成年後見の需要に応えるために、市民後見人の育成が急務とされて、地方自治体などにおいて事業が開始されています。市民後見人は一定の研修を受けて、後見活動を担うことが認められた人たちです。ボランティア精神が必要とされており、社会貢献型後見人などとも呼ばれています。

契約が基本の任意後見による支援

旧制度は禁治産・準禁治産という法定制度だけでしたが、新制度では法定制度である法定後見に加えて、任意後見が導入されました。

任意後見は法定後見と違って、契約に基づく制度です。たとえば、私たちは元気なときに将来の病気に備えて「もし認知症になったときには、こういう生活を送りたい」「こういう財産の使い方をしたい」というみずからの希望を整理し、信頼できる人と契約を結び、その後に実際に判断能力が低下したときにその契約が動き出す、とするのが任意後見制度です。

これに対して、そのような契約は結ばないで一定の条件が整えば進められる支援が、先に述べた法定後見制度です。任意後見契約が締結されていれば、原則として法定後見よりも優先します。

これは相続で考えるとわかりやすく、法定相続と遺言では、遺言が優先します。遺言がなければ法定相続になります。たとえると、遺言は任意後見に、法定相続は法定後見に相当します。遺言も契約の仲間の法律行為です。

遺言をせずに死んだら法定相続になりますが、相続人同士でしばしばトラブルが起きたりします。法定相続は民法で相続人や相続分が決まっていて、第1順位の、夫婦の一方が死亡し子どもがいるケースでは子どもは2分の1（複数の場合は頭割り）、配偶者は2分の1（被相続人の親が登場する第2順位のケースの場合は3分の2、兄弟姉妹が登場する第3順位のケースの場合は4分の3）などと決まっていますから、一生懸命がんばって被相続人（本人）を介護した相続人は不満をもちトラブルが起きたりするわけです（特別受益や寄与分の制度はある）。

このような紛争を防止するために、「遺言のすすめ」が行われています。遺言があれば、相続人も故人（被相続人）の意思だからと納得するのです。たとえ自分に都合の悪い内容が書かれていても、遺言だから仕方がないと諦めるわけです。

任意後見の新たな導入によって

さて任意後見ですが、これは先述のように、みずから信頼できると考える人と契約を結んで、「もし将来、自分の判断能力が低下したら、こういう生活を送りたい。財産管理、あるいは身上監護はこのようにしてほしい」と約束するものです。能力が低下しないうちは、支援の必要はありませんから、契約は発効しません。

病気やけがをして判断能力が十分でなくなったら、家庭裁判所は任意後見人を監督する任意後見監督人を選任します。こうして、以前に約束した内容で任意後見人による支援が始まるのです。これが任意後見契約の特徴です。

任意後見契約を結ぶ際には、公証役場に出かけて公証人に公正証書を作ってもらう必要があります。公正証書の作成には費用もかかりますが、どんなことを委任するか、何を代理してもらうかなど、意思表示の内容を明確にし、またその記録をきちんと残しておくことが大切です。

任意後見契約では、契約の相手方に代理権が与えられます（代理権授与行為）。代理権とは、法定代理について先述したように、Aの代わりにBが契約の締結などの行為をすることができる権限です。任意後見ではBはAから代理権が授与されて、Bの行った行為の効果がAにもたらされます（任意代理）。これが任意後見の契約の基本的な発想です。任意後見契約では、代理権目録が作成されて、代理権の内容が明らかになっています。

もちろん、私たちは、任意後見契約を結ばないで、判断能力が落ちたら法定後見の支援を受ける、という選択も可能です。任意後見の契約がいちばんだというものではありません。契約を結んだほうがいいと思う人は結んだらいいし、法定後見によって支援してもらうと考える人は、あえて契約を結ばなくてもいいのです。自分がこうしてほしいと思うことを実現するためには、法定後見よりも任意後見のほうがふさわしいと思います。

以上述べたように、新法は法定後見を改善するとともに、新たに任意後見を導入しました。これが成年後見制度の大きな特徴です。

3 成年後見制度の支援の内容

支援の目玉の身上監護における3つの事務

成年後見制度の支援の第1のタイプは財産管理です。財産管理とは、本人の預貯金の通帳や家の権利証などを預かって、本人が生活を維持できるようにそれらを適切に管理することをいいます。振り込め詐欺などの消費者被害から本人を守る役割をも果たします。財産管理の支援は判断能力が低下した人の生活を持続的に維持するうえで重要です。

新制度の目玉は、この財産管理の支援に加えて、第2のタイプの支援として身上監護の支援を導入したことです。旧制度にも療養看護の支援はありました。新制度は療養看護に加えて、さらに「生活」を支援の対象にしました。療養看護、あるいは生活に関する事務は、財産管理の事務と対置して、身上監護といいます。新制度は旧制度と比べて、支援の範囲が広がりました。

新しい成年後見制度において、民法の支援と社会福祉の介護との違いが当時は必ずしも明確でなかったわけで、身上監護を介護と同視しているような意見もありました。民法は家族に介護義務を課すことは求めません。家族が愛情や気持ちで介護することは望ましいことですが、そのことと介護の義務化とは別の問題です。民法で介護を義務とすることはできないのです。

身上監護の必要性の主張もこの点をふまえていたのですが、十分には理解されなかったところがありました。このような状況において、先述の米倉先生は、ある講演の中で「身上監護とは決定権限である」と指摘されました。「身上監護とは生活や療養看護の事務に関する決定権限をいう」という考え方です。決定権限という考え方は、身上監護のあり方や方向性を明確に示すものでした。

では、身上監護の内容についてお話ししましょう。私たちの生活は、朝起きて夜寝るまでにさまざまな種類の行動をしているのですが、大きく分けると3つに大別することができます。

第1は社会福祉にかかわる生活、第2は病院に行って医者の治療を受けるなど医療にかかわる生活、第3はその他諸々の生活です。これらを、①社会福祉系の事務、②医療系の事務、③そのほか衣食住はじめさまざまな生活系の事務ということができます。

この3つの事務を組み合わせることにより私たちは生活しています。住所・居所の指定について、判断能力を低下させた者が自宅に住みつづけるか、施設や病院に移るかなど、どこに居住するかは生活を維持していくうえで重要な問題であり、これは財産管理であるとともに、身上監護の要素ももっています。

以上のように、身上監護の決定は、決定事項を実現するための手配とセットになっていいます。そして、手配の先に援助が行われるのです。援助とはサービスの提供と言い換えていいでしょう。私たちは医療のサービスを受ける、社会福祉のサービスを受けるわけです。このように身上監護は、地域社会の中でそれぞれの部門・機能が連携する源の役割を担っているということができます。

成年後見制度の運用についてみると、第1に、成年後見のうちの身上監護の事務について、法務省と厚生労働省は協力的です。成年後見問題のような複雑な問題について行政が協働的にアプローチすることは行政のあり方として推奨されるべきものです。

第2に、成年者の身上監護は新しい経験であり、成年後見実務においてまだ試行錯誤のところがあります。たとえば、後見人が身上監護事務を熱心に行って身上監護の役割を超えて援助をしてしまうこともあります。理論的にも身上監護による支援と援助との境界が不明確なところがあります。

担い手について補足すると、身上監護に関する事務を決定し、手配をするのが民法の支援の目的で、実際に援助をするのは社会福祉や医療の世界であることに留意したいと思います。それと同時に、介護保険給付などの社会福祉サービスは原則として「措置から契約へ」移行したのですが、契約は、そのままでは民法の論理として弱肉強食の結果をもたらしますから、契約と成年後見とは一体になることが重要です。成年後見と介護保険、あるいは社会福祉が相互に関連しあって働くことが重要です。

なお、意義あることは身上監護の重要性について、皆で情報を共有しあっていることであると思います。

「成年後見関係事件の概況」を見ると

最高裁判所のホームページを開くと、その中に「成年後見関係事件の概況」がまとめられています（www.courts.go.jp/vcms_lf/koukengaikyou_h24.pdf）。これは価値の高い資料で、成年後見制度がどのように利用されているか、その実績を見ることができます。介護保険制度の利用者数に比べるとまだまだですが、成年後見制度の申立件数は徐々に増加してきています。

ホームページを見るとわかりやすいのですが、たとえば成年後見の申立ての動機は、預貯金等の管理・解約がもっとも多く、次に介護保険契約（施設入所等のため）、身上監護と続きます。考え方としては、介護保険契約は身上監護に含めることもできますが、統計上は分けておくことも有用です。

どのような人が支援に携っているかを見ると、専門職として支援する者の数は司法書士、弁護士、社会福祉士が1位から3位を独占しています。これら3つの専門職が成年後見実務を牽引してきたことがわかります。家族は親族後見人といわれますが、この制度の支援者の約半分を占めています。傾向としては、徐々に専門職の占める割合が増えてきています。すなわち、成年後見実務の実績としては、家族や専門職が成年後見人になって本人を支援している状況がよくわかります。

財産管理についていえば、家族でも他人の財産ということになるわけです。従前は、判断能力が低下した親の財産を、成人した子どもが管理することもありました。家族の財産という意識があり、子が親の財布や預金通帳を使って親を介護することは必ずしも悪いこととされなかったのです。こうした考え方は現在も続いています。

民法の影について先述しましたが、明治民法典の家族法は男中心の家制度を中心にしていましたので、戦後、親族法・相続法が全面改正されたとはいえ、家制度の考え方がなお一部に残っているといえるでしょう。しかし最近では、個人の権利が明確にされ、個人の財産の尊重ということで、この問題の背景となる事情が大きく変わってきたのです。

財産管理の支援とともに身上監護の支援も着実に行われています。成年後見制度が定着し、家族や専門職が成年後見人となり財産管理や身上監護の事務を行うようになってきましたが、これにより今後は家族や家族法のあり方も少しずつ変わってくるのではないでしょうか。２０００年に成年後見制度がスタートして十余年の今、家族とは何かを改めて考えさせてくれます。

成年後見の申立件数の総数は年間3万件を超える程度ですが、認知症が進んで支援が必要な人は実際にもっと多数います。しばしばドイツの制度が国民に普及していることと対比されますが、日本ではこの制度はまだまだ使われていないというのが現状です。

4 成年後見制度の今後の展望

「小さい制度論」の主張について

最近、民法学者の一部から、成年後見制度は人の権利を制限する制度だから、できるかぎり小さい制度であるべきだという主張がなされています。新法によってかなり減ったもののの、なお欠格事由（必要な資格を欠く原因となる事柄）が多数存在することがおもな理由で、欠格事由の代表的なものとして選挙権の制限が挙げられています。

また、財産を管理する権限を与えられた親族後見人が本人の財産を奪った、専門職後見人が本人の財産を横領したなど、制度が悪用された事件が新聞で報じられていることも、この主張の背景にあります。成年後見制度の支援が代理権の仕組みを基本にしていることに対しても批判があります。国際的には2006年に国連の障害者権利条約が採択され（2008年発効）、日本は2007年に署名しました（その後、2014年に批准）が、この条約との関係で日本の成年後見制度のあり方についての議論も起きています。

このような「小さい制度論」は、制度や制度運用における一端を捉えるものであり、たしかに鋭いものがあります。この点、成年後見制度は、関係者の努力にもかかわらず、未熟な制度といわなければなりません。しかし、不備な点は改善してよりよい制度に成長させればいいのです。後見制度支援信託（後見制度による支援を受ける本人の財産管理のために信託を活用する仕組み）もそのひとつです。地域の中に成年後見制度が存在する価値は大きいものがあります。かかる価値を適正に評価し、よりよい制度にすることこそ、私たちの使命ではないでしょうか。

選挙権を例に挙げましょう。後見類型の支援を受ける者は、公職選挙法によって選挙権が奪われてしまいます。このことは「小さい制度論」の理由になっています。しかし、選挙権のはく奪は合理性がないので改善すればよい。現行制度の問題点であると認識し、選挙権を付与すればいいのです。

選挙を生きがいに感じている人は少なくありません。判断能力がなくなっても選挙権は奪われない。実際に選挙ができるかどうかはわかりませんが、選挙権の付与は制度のあり方として正当なことと思われます（2013年5月27日に、「成年被後見人の選挙権の回復等のための公職選挙法等の一部を改正する法律」が成立し、成年被後見人の選挙権の制限はなくなった。そして、同年7月以降に公示・告示の選挙から投票することができるようになった)。

欠格事由の考え方ですが、実務的にその仕事を担う能力があるかどうかという観点が中心になっていますが、その仕事を奪うことが人間の尊厳を損なうかどうかという観点がより重要です。このような観点から欠格事由を整理すると、現在なお残されている多くの欠格事由の大半をなくすことができるのではないでしょうか。

これは元気な人からみれば寛容を求めることになるのかもしれません。しかし、そもそも寛容という言葉自体、ここでの適切な用法とはいえません。一歩成熟した社会とはこういう社会をいうのではないでしょうか。このような基本的な認識のもとに議論が尽くされなかったことが、多くの欠格事由が残された原因だと思います。法学専攻者としては、自覚的に規範論を述べることによって欠格事由の削減に努めるべきです(村田彰・流通経済大学法学部教授の研究がある)。

地域の中で成年後見制度、とりわけ身上監護制度が果たすべき役割は、これからますます大きくなるべきです。ここから身上監護のもとにおける連携の重視が導かれます。日本における過去十余年の成年後見実務の経験は、このことを実証しています。また、身上監護を重視することは、世界の成年後見法制の流れでもあります。日本は今、重要な法制転換期にあることを自覚し、成年後見制度が有する本質や意義を改めて追求し評価することが重要です。

制限行為能力者から行為能力者へ

民法は私法の一般法として、1人ひとりの個性をひとまず度外視し、人々を一律に扱っています。原則として、意思決定のできる人、財産のある抽象的人間を対象にしているともいえます。これに対して、判断能力が低下した人については、成年後見制度が用意されて相応の支援がなされるわけですが、民法の原則形からすれば例外的扱いとして位置づけられるものです。もっとも、例外的扱いとはいえ、民法の基本である取引の動的安全の考え方を修正するものであることは述べておかなければなりません。

ところで、高齢化の進展に伴い、認知症の人が急増し、判断能力の低下も特別のことではなく、むしろ一般化してきています。判断能力が低下した人に注目すると、さまざまな問題が出てきており、民法に基づくより一般的なアプローチを必要としているのです。

民法も元気な人を前提にした抽象性のうえにあぐらをかいているわけにはいきません。判断能力が低下した人についても、民法は原則形として対応することが必要ではないでしょうか。2000年に成年後見制度が導入されたことにより、行為無能力者制度から、制限行為能力者制度に成長しました。しかし、そこにとどまらず、判断能力の低下した具体的人間を一般的に支援する行為能力者制度を構築することが必要ではないでしょうか。そのために、身上監護中心の成年後見制度を構築することが必要であると考えます。

先ほど「身上監護における地域での連携の重視」と述べました。とりわけ地域において医療や社会福祉実務と連携することが重要です。このことについて、京都府立医科大学の精神医学の成本迅先生代表による研究会に注目したいと思います（独立行政法人・科学技術振興機構社会技術研究開発センター研究開発プロジェクト「認知症高齢者の医療選択をサポートするシステムの開発」）。法学分野から成年後見センター・リーガルサポートの有志とともに私も参加させていただいています。

尊厳ある命を支えるためにできること

先述したように、民法は私たちの生活や生活関係を規律する一般法として重要な役割を果たしてきました。民法からアプローチすることは、国家、社会の基本になるべき法制度のあり方を問うものです。高齢社会のあり方について政策論をはじめさまざまな主張が見られますが、あえていえば法学アプローチが行われなければ魂のない仏のようなものです。

法学アプローチは規範のあり方を明らかにするものであり、これは国民の1人ひとりの問題として突きつけられた課題です。

献身的に進められている社会的文化的活動は、国民の規範意識を涵養《かんよう》するものとしても重要です。尊厳ある命を支えることは遠大で重要なテーマですが、地域の中で成年後見制度の理論と実務を共有することで、真に安心できる地域社会になりうるのではないでしょうか。

尊厳ある命を支えるために、私たちは民法のあり方を根本から再考しなければなりません。成年後見制度は、民法の視点を弱肉強食の論理が支配する財産法学から、人間尊厳をベースにした人間法学に転換する契機を与えていると考えています。

7章

尊厳死・安楽死と終末期における法

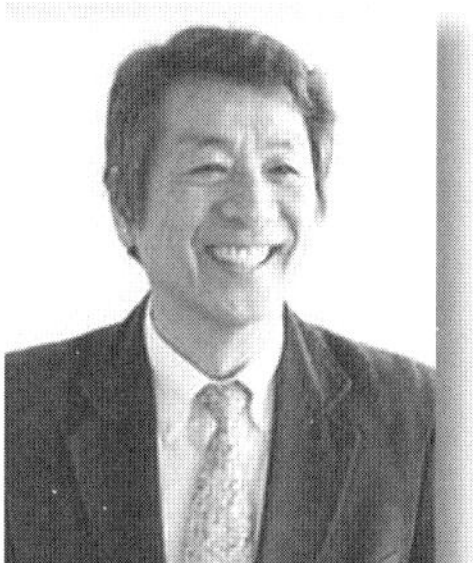

鈴木　利廣
すずき　としひろ
明治大学法科大学院教授・弁護士

1 尊厳死・安楽死の社会的な容認

人間の命を考えるとき

私はこの9年間、明治大学の法科大学院でおもに弁護士、裁判官、検察官を養成する法曹養成課程の教授職をしていまして、間に弁護士などをしています。専門は医事法（medical law）です。本章では「尊厳死・安楽死と法」をテーマに、終末期の問題に絞ってお話しします。

1989年に日本生命倫理学会ができて、日本でも本格的にバイオエシックス、すなわち命を考える倫理学、倫理学というとちょっと語弊がありますが、超学際的な人間の命に関しては全学問分野を総動員して考えるという壮大な方向性をもって、生命倫理学という考え方が出てきました。しかし、各論的には、おもに医療と命の関係を考えることが中心になっています。私もその学会に入って、少しずつ考えてきました。

いくつかの病院で裁判ケースがあります。これは、およそ人間の尊厳を守るようなサポートの仕方をしていたにもかかわらず、遺族から訴えがあったり、警察に介入されたりという事案ではありません。本人の意向も家族の意向も確認しないままに延命治療を中止してしまう、そういう尊厳死や安楽死などの名に値しないようなものが、過去、東海大学病院や川崎協同病院などで起きて一時は社会問題になりました。そういう刑事事件や裁判ケースが起きると医者たちも表立って議論しにくくなって、しなくなってしまいます。ほんとうはもっとオープンに議論しなければなりませんが、残念ながらそうはなかなかなりにくいのが現状です。

私がこういうことを考えるようになったのは、1980年代の半ばに出版された2冊の本がきっかけでした。

1冊は『死を教える　死への準備教育』（アルフォンス・デーケン、1986年）で、著者のアルフォンス・デーケン先生（上智大学名誉教授）は、死の準備教育を専門にしています。アメリカなどでは、「子供と死を語る」というパンフレットなどもあります。

私は17~18歳くらいまで、夜寝るときにこのまま死んでしまうのではないかと思って寝るのが怖かった時期がありましたが、今は全然怖くありません。個人的には、心筋梗塞で死にたいと考えています。だからコレステロール値が高いとうれしくなります。コレステロール値が高いと心筋梗塞になりやすいといわれてきましたが、最近の研究では、コレステロールは免疫機能をもっているので、値が低すぎるとがんになりやすいといわれていま す。ある時期、学者たちが総コレステロールの正常値を240から220に下げましたが、これによって正常だった世界中の何千万人もの人が、高脂血症（今は脂質異常症）という病名をつけられました。そして、スタチン剤が爆発的に売れるようになりました。最近の研究では、コレステロール値を下げても心筋梗塞の予防効果はない、つまりスタチン剤に心筋梗塞を予防する力はないということがだんだんわかってきました。

肉体的、精神的苦痛を伴ってはじめて病気であるといえますが、今は医療界での基準値の変更によって苦痛がなくても病人扱いされてしまう時代です。健康や死の定義もまた曖昧になっているのです。

もう1冊は、40代に乳がんで亡くなった千葉敦子さんの『よく死ぬことは、よく生きることだ』（1987年）です。著者が述べているように、死を考えるということは、生きざまを考えることでもあります。

この2冊の本あたりが日本でも老いだけでなく、死を考えるということのスタートになりましたが、残念ながら経済的に豊かになると、そういうことを考えなくなるのではないでしょうか。

ともかく日本でも、ここ30年近くはこういう議論がされてはいますが、なかなか先に進みません。それは、制度ができない、法律を作ろうとする動きがなかなか活発化しないということも影響しているものと思います。

自分の人生は誰が決めるのか

「父権主義」と訳されている「パターナリズム」の考え方があります。つまり、外向きには父親の権力をもって外の敵から家族を守ってくれる擁護者というよい意味と、内向きには、家族の中では父親は王様であり、父親のいうことは何でも聞かなければならないという権力主義者の面があります。

女・子どもという言い方がありますが、つまり、女性ではなく男性、子どもではなく大人、障害者ではなく健常者、素人ではなく専門家、というところにパターナリズムという考え方があって、自分の人生を自分で決めるのではなく、人に決められてしまう。これは負の部分だけでなく、制度としてプラスの面もあるので、この考え方が長くて、とくに医療に関しては医者にすべてを任せるという考え方が、一方であります。

他方で、1970年代から世界的に、日本でも1980年代くらいから、自分の人生は自分で決めるという自己決定権という考え方が広がってきました。この考え方に関係する

「プライバシー」という日本語に訳しにくい概念があります。秘密を守る、暴かれるというときに使われる言葉ですが、ほんとうの意味はもっと広い。たとえていうと「他人が踏み込んではいけないその人固有のエリア」といえます。

たとえば、自分のまわりの一定の空間は私の空間であって私の許可なく立ち入ってはいけない、という領域のことをプライバシーといいます。だからそこに立ち入るためには、その人の了解を得なければいけないし、中で見聞きしたものは、外に持ち出してはいけない。これがプライバシーという考え方です。

日常生活でいちばんわかりやすいプライバシー領域の例は、トイレです。トイレに入っているときには、そこは親であれ、神様であれ、立ち入ってはいけないところです。ところが病院には、とくに高齢者のいる病棟では、昔からトイレに鍵はかからなかったわけです。ドアのないトイレさえありました。

病室もそうです。6人部屋の病室はカーテンで仕切られているだけで、これは部屋ではありません。ベッドのまわりをカーテンで囲われたのがプライバシーです。こういう、私に属する領域は私が支配するのだという考え方が自己決定の基本になっています。

この自己決定、つまり人生の生き死には、自分で決めるという考え方です。自分で決めるということは、もともと「ほっといてくれ」（自由）ということから出発します。しかし、生まれたばかりの赤ん坊は、発言もできないし、1人では生きていけません。そうすると弱い立場にいる人は、私に干渉しないでくれというだけではその人の人格は守れないわけで、その人の人格、プライバシーという領域をきちんと守ろうとすれば、弱い人には、きちんとした援助をして自立できるようなサポートをするというのが、この自己決定権の中にだんだんに含まれてくるようになります。

つまり、当初の自由を保障しろという自己決定権から、専門家の援助を受けて私が決めるのだという考え方に発展していきます。専門家や強い人の援助を受けるという考え方は、日本国憲法第25条の「生存権」という考え方に表れています。自由というものは貧乏な人たちにとっては、貧乏する自由にしかなりません。経済的に恵まれない人にはきちんと資本家や国家が経済的に保障して生活を支えてあげるというのが生存権の考え方です。

この生存権の考え方は、20世紀の初頭、最初はドイツで始まりました。

そして第2次世界大戦直後は、腹いっぱい食べたいということでしたが、今や腹いっぱい食べたいということが権利だと思っている人は、この国の中では非常に少数です。そのうち、メニューを出して俺の買いたいものを買わせろということになります。こうなると自己決定の中身も、強いもの（専門家）の援助を受けながら自分で決めていくという考え方になっていきます。

これが医療でいうところのインフォームド・コンセント（患者が医療者の説明を理解して治療などに同意すること）です。

2 医療におけるインフォームド・コンセント

自己決定をするという考え方

医療の中で患者へのもっとも重要な援助が情報提供です。その患者の病気のこと、その患者に対して行う医療行為のことなど、プラスばかりでなくマイナスの情報も提供するからこそ、患者は自分で決められるのです。

お父さんが上から見下ろして「お前、こんなに夜遅く帰ってきて……、うちの門限は何時だと思っているのだ。ちゃんと8時までに帰ってくることを約束しなさい」「はい、約束します」というような問答の後、約束を破った息子に「お前が自分で決めたのになぜ破ったのだ」というような場合、これは約束ではありません。

ほんとうにその人が自由に意思決定できるように、専門家や強い人たちがどのようにサポートするかというのが自己決定という考え方です。したがって、この自己決定権はパターナリズムに対抗することになります。権力をもっている人は、むしろ弱い立場にある人に対して自己決定できるように援助してあげることが重要です。したがって、自立や自己決定する力を育てるという概念が必要になってきます。

この自己決定には、幼児モデル、思春期モデル、成人モデルの3つのモデルが、アメリカなどでは論じられています。つまり、幼児モデルでは、父親などがきちんと説明して、子どもが決められるようにすると、子どもはだんだん自分で決められる領域を広げていくことができます。思春期モデルでは、ある程度のことは自分で決められるようになり、大人になったならすべて自分で決められるように成長させていくということが、自己決定のモデルです。

日本の場合、19歳と364日までは「お前は子どもだ」といっておいて、20歳の誕生日からは「今日からお前は1人前の大人だ」といいますが、これは実際にはありえません。ちょっとずつ成長していくというのが大事なことです。

誰かが決めるということから、自分で決めるということに大きく社会が変わっていくわけですが、そうなってくると、その人自身が決めたことだからそれがいちばん尊いのだ、という考え方がだんだん幅を利かせてくるようになります。

自己決定の限界に関していちばん論争になっているのは、生殖補助医療を受ける代理母問題です。これは自分のお腹で赤ちゃんを懐胎、出産することができない女性が、他の女性にお願いすることで、精子と卵子をかけあわせてできる受精卵を依頼した女性に移植して、その人に赤ちゃんを産んでもらうことですが、これは、3人がどこからの圧力もなく自分たちで決めたことだから尊いのではないかというひとつの考え方です。

それぞれの国の自己決定の考え方

どちらかというとアメリカは自己決定万能で、自分で決めたことだからそれを尊重する、でもその結果は全部自分で責任を負いなさいというように、きちんと自分で決められる自立的人間像をめざしています。

しかしどちらかというとヨーロッパのモデルは、そういう理想的な人間像ではなく、現実の弱い人間を人間像として従えていく。たとえば、何でもかんでも他人の世話にならないで自己責任で全部できるというのが1人前の人間であると決めたところで、障害をもっていたり、小さな子どもであったり、老いがだんだん進んでいったとしたら、自分1人ではできません。

よく考えると、健康であって金持ちの男性でも自分1人で人生を生きることはできないのです。そうなると、現実の人間の弱さというところに着目して、皆が共存できるためには、どういう社会をつくっていったらいいのかということに考えを及ばせねばならないということになります。

たとえば、お金さえ払えば、自分の子どもを他人に産んでもらえるという社会がほんとうに人間らしい社会かどうかということです。このままであと100年も経つと、金持ちの女性は自分のお腹を痛めて自分の子どもを産むという「野蛮」なことはやらない、という社会がくるのかもしれません。

実際にアジアの貧困地域やアメリカでは、そうして赤ちゃんを産むということがあります。金銭のやりとりはいけないとはいいますが、間に弁護士などが入って仲介手数料を取ったり、妊娠期間の生活保障をしたりなどで、金銭が絡まないわけではありません。

臓器移植の場合も、結局その延長線上にあるかもしれません。関係者だけがみんなで決めて、いちばんいいと思ったのだからいいというのは、未来の人間社会としてほんとうにそれでいいのでしょうか。ちょっと語弊がある言い方ですが、自己決定がもっとも価値の高いものだというアメリカ流の考え方と、むしろ社会的正義や公正を基本に考えて、その中で最大限に自己決定を尊重するという枠組みが大事ではないかというヨーロッパ的な考え方があります。

日本ではどちらかというと、ヨーロッパ的な考え方のほうがなんとなく肌に合うと思いながらも、気がついたときには、アメリカの後ろを追いかけて、どんどん自己責任でアメリカ流のやり方がはびこっていくという中で、じつは自分の人生を誰が決めるかということも考えなければなりません。

つまり本人の意思決定は大事だけれど、まわりでそれを支える人たちといっしょになって、小さな家族のあり方から地域社会や国、地球などを考えていくということになるのではないでしょうか。そういう考え方で医療におけるインフォームド・コンセントを考えると、十分説明を受けたうえでの同意・承諾という前向きなものだけでなく、拒否と決定・選択という複数の中から選ぶということも大切です。

説明し対話していっしょに決める

日本語訳としては、コンセントは同意や承諾ですが、インフォームド・コンセント（informed consent＝ＩＣ）の概念はどんどん膨らんでおり、英語ではinformed refusal、informed decision making、informed choiceなどといっていますが、そんなに使い分けることもないわけで、インフォームド・コンセントの中にそういう意味を含ませればよいのです。

インフォームド・コンセントというのは患者の権利です。正確にいうと、インフォームド・コンセントの権利（rights of informed consent）といわねばなりません。ところが医療現場の医者は、「手術の前にＩＣをとる」という言い方をします。「ＩＣをとる」、漢字で書くと奪うになり、権利をとってはいけません。正しくは、ＩＣを保障するといわねばなりません。この「とる」という言葉に端的に表されているように、説明して承諾さえとれば責任を追及されないからという、ネガティブなところに現場はなってきています。

患者がよりよい決定をするために、専門家を中心にしながら、どのようにまわりで支えていくのかという考え方によって、ＩＣは成り立っていることを考えねばなりません。説明というかたちの専門家の支援であり、情報提供と解説です。この説明の中には、手術しなければ生命の保障はできないけれど、手術をすれば助かると、よいことばかりいわれてきたので、これでは手術をする道しかありません。手術する道しかないのに選択とはおかしいわけです。

実際には、医療行為には危険性を伴っています。「コレステロール値が高い。スタチン剤を飲んだほうがいいよ」といわれても、「飲まなければどうなるのか」「飲んだ際の危険性は何か」が問題です。風邪症候群に抗生物質を処方することはよくない（ウィルスに抗生物質は効かない）ということは、30年くらい前から世界中の近代医学ではいわれていますが、風邪をひいて病院に行くと、今でも抗生物質を処方する医者がごく一部ながらいます。

「でも先生、この抗生物質を飲んだらいいことはないし、悪いことばかりだからいらないよ」と喧嘩腰でいうよりも、「これを飲まないと私はどうなるのですか」と聞けば「うん別に……」、「やめときましょう」「やめとこう」ということになります。

なお、抗生物質を服用すれば、アナフィラキシショック（アレルギー反応のひとつ、食物・果物などが原因となり、短時間のうちに血圧が低下し、意識状態も低下し、死に至ることもある）で死ぬことがあり、それは何十万人に1人かもしれませんが、死ぬ人にとっては、死ぬか生きるか2分の1ですから、ありえないことではないのです。そして、危険な情報も伝えたうえで「私が患者であれば、私はこうします」という意見をいって、「しかし決めるのはあなたです。質問があればしてください」というべきなのですが、ICは、説明をした、同意をとったという一方通行的一往復で運用されています。ほんとうは説明し対話をしていっしょに決めていきましょうとなるべきです。

木村利人早稲田大学名誉教授は、インフォームド・コンセントは、「情報と決断の共有」といっています。つまり、医師がもっているすべての情報を患者と共有して、いっしょに決めるということです。意見の対立というのは、じつはもっている情報が異なっているから起こるのです。情報がきちんと共有できていればほとんどの意見が近づいてきます。民主主義の理念は多数決だといわれることが多いですが、そうではなく、全員一致をめざすことです。しかし、全員がへとへとになって情報を共有して意見交換をしても、どこかで決めなければいけないということで、苦渋の選択として、多数決で決めるという方法が民主主義なのだといわれます。

インフォームド・コンセントもまた情報と決断を共有して、医師と患者がいっしょに決めるべきです。同じ結論に達するまで情報を共有するというのが、理念型ということになります。自己決定ということは最善の選択（best choice）でもありますが、苦渋の選択、今こういう状況の中でこういうふうに決めるのが、ベターというより、仕方ないから選ぼうじゃないかというのも自己決定です。こういうところで自己責任が生じますが、人間の意思決定というのは、そういうものなのです。

意思決定には大きな幅がある

意思決定には、多分あの人だったらこう決めるだろうという推定的承諾によって、「まあ、仕方がないね。あなたがいうのなら、それでもいいや」という消極的同意という決め方から、「ぜひこれにしてくれ」という積極的なものまで、たいへん幅があります。

そういうときに、決めたという一事でもって、責任をもたせるのではなく、「納得」をどのように介在させることができるのかということになります。理解能力に応じた支援ということも大事です。幼児モデルから成人モデルまで成長させていくことの中で、理解能力が十分でない場合、法律的には理解能力がない人には説明は不要です。しかし、たとえば、子どもには説明不要なので、親だけに説明して承諾を得れば形式的にはいいのですが、人間の成長を考えた場合には、理解能力に応じた支援の仕方があります。これは英語では、informed consent に対して、informed assent という言葉を子どもの場合にはとくによく使います。assent も consent も、どちらも同意や承諾などと訳しますが、多少ニュアンスが違うようです。日本語には適訳がありません。

つまり、たとえば10歳の子どもが手術をするときには、その子の理解能力の及ぶ範囲できちんと説明します。そのうえで医師やお父さんお母さんも「君が手術をしたほうがいいと思うけど、どうだろうか」ときちんと子どもに意見を聞く。そういうプロセスを経ていっしょに決めていくのです。しかし、その子どもはまだ目の前の怖さだけで手術を拒否するというようなことがあれば、手術を拒否すると命が危ないからやはり手術はしようよというときに、そこに少し強制力を働かせながらも、その子のいうことはきちんと受け止めながら決めていきます。つまり、法律的にはアセントに意味はないけれど、いっしょに決めていく、成長していくという意味でたいへん重要な言葉としてインフォームド・アセントを使います。

たとえば、認知症の患者に対して、「あの人はよくわかっていないから説明しなくていいよ。家族にさえいっておけばいい」というのは、インフォームド・アセントの考え方からすると間違っています。認知症でも、まだらになっていて、あるいは関心事によっては、理解能力が全然違うわけです。自分で決めると責任を負わねばならないので、知らないふりをする人も多分います。そういうときにはその人の能力に応じて意見を聞いてあげて、いっしょに決めていくということが必要です。

個人で決めるかみんなで決めるか

西欧社会では個人が決めるという考え方ですが、どちらかというとアジアの国々や日本ではみんなで決めていきます。このみんなで決めるという中に、家族のかかわりや後見人の選任などについて、インフォームド・コンセントの考え方をきちんと反映させていくことが大事です。

近年、被後見人になった30歳代の女性が選挙権を奪われるという件に関する判決がありました。一律に選挙権を奪うのは、違法であるというのが東京地裁の考え方です。

昔は、どちらかというと、こうした人たちにはこうしよう、などとグループ分けをしていました。しかし、これでは人権を保障したことになりません。女性はみんなこう、男性はみんなこうなどと2つに分けられるものではありません。じつは、生物学的にも典型的な男性と典型的な女性の間には、限りなく男に近い女と、女に近い男がいるわけです。

性分化というのは、もともと女になっていくが、途中で睾丸形成遺伝子が働いて、男に性分化していくわけですから、その分化が中途半端であれば、男になりきれないというのは、生物学的には起こりうるのです。したがって、「女々しい」という言葉もおかしい。男性と女性を生物学的に冷静に見ると、はっきりと区別できないものかもしれません。

そういうふうにグループ分けするのではなく、1人ひとりの個性に応じて、その人をきちんと守ってあげること、その人の意思決定を保障してあげるためには、法的、社会的な制度だけでなく、インフォームド・コンセントについても、家族のかかわりや後見人、専門家の役割などが重要になってきます。

3 死に方を選択するということ

尊厳死は消極的安楽死

死に方を選択するということでは、まず、自殺が許されるのかという問題があります。宗教的に自殺を許さない国もあります。しかし、自殺をすることに法が関与しないという国もあるようです。

アメリカのケヴォーキアン医師が自殺器（自殺援助器）を開発して、それを他人に貸し出しました。これは静脈に針を刺して点滴するもので、最初に睡眠薬が体内に入り、完全に眠ったところに筋弛緩剤が入ってきて筋肉が弛緩する、つまり心臓が動かなくなって死ねるという安楽死の道具です。このケヴォーキアンは、自殺を助けても罪にならないという州法のあるアメリカのある州で多く貸し出していました。ところが、彼はうっかり自殺幇助罪《ほうじょ》のある州で貸し出したために逮捕されてしまいます。

日本では、人を教唆もしくは幇助して自殺させたり、嘱託を受けてもしくは承諾を得て殺害したものは、自殺関与罪や同意殺人罪になります。自殺することは、法の観点からみて、日本では違法です。しかし、自殺した人は、法があの世までは追っかけていけないので、処罰なしです。

問題は自殺未遂者です。自殺未遂者を罰する国もありますが、日本では処罰しません。それは、自殺に追い込まれた人には責任はないという刑法学の考え方があるからです。しかし、自殺することは社会的にみてよくないことだという価値観は、日本の法律の中には頑としてあります。したがって、死を助けるということは原則的に違法だという考え方ができました。

尊厳死というのは、積極的に死なせるのではなく、生きるための援助を打ち切るということで、消極的安楽死です。しかし、こういうことが法律的に許されるのであれば、少なくとも本人の意思がなければだめです。これがなければ殺人です。そして、本人の意思があってもだめだということで、尊厳死や安楽死が許されるためのきわめて限定的な要件がつきます。つまり、日本では自分の命を自分で止めることは法が許さないのです。かろうじて法が許すという場合には、本人の意思のもとで、きわめて限定的な条件がつくというのがこの尊厳死や安楽死の考え方です。

生命の尊厳で命を守るのか、個人の尊厳で自己決定を守るのかという対立軸の中で、自己決定を守れという考え方はこうです。治療というのはすべての人間の命を回復できるわけではないので限界がある。そして病気には苦痛がある。尊厳ある死を実現したいならば、自分の命は自分で決めるという自己決定権の考え方は尊いのだ。そして、家族の負担や社会的負担の軽減も考えて、一定の条件さえ整えば、もう生きることを止めるということを社会が認めてもいいのではないかというものです。

生命の尊厳の立場はこうです。生命は何よりも尊いものである。とくに人間の命が尊いと考える。そして自殺の権利はない。死に値する人間がいるとすれば、それは優生思想で、一度滑り出したら途中では止められない慈悲殺への危険な坂にさしかかってしまう。また、医学的判断は不確実なもので、医者があと1週間の命といっても、ほんとうに1週間かどうかはわからない、というものです。

1970年代半ばに、アメリカにカレン・アン・クインラン事件がありました。向精神薬とお酒をいっしょに飲んで意識がなくなった女性のケースです。元気なときに、彼女が両親といっしょに植物状態の人を見舞った際に「私はこういう生き方はしたくない」といっていたということで、両親が「カレンは、人工呼吸器につながれて植物状態で生きていくことを望まない」といって、連邦最高裁に訴えて人工呼吸器を外したのです。しかし、専門家からせいぜい1週間の命といわれていたカレンは、その後も10年生きました。医師の生命予後判断はきわめて曖昧、不確実である、という教訓も残しました。

今夜が山場かもしれないというのは当たりますが、あと1週間、1カ月、3カ月というのは、統計上の数値をいっているにすぎず、個々の患者との関係では不確実なものです。この個人の尊厳と生命の尊厳はいまだに対立していて、どちらが正しいということは言い切れないのです。ちなみに、人間の生命が非常に尊いということは、皆が認めるわけですが、じつは人間の命が尊いのは有限だから尊いのであり、人生50年時代のときのほうが人間の命は、尊かったかもしれません。

もうひとつ、人間の命が尊いのは、人間以外の生き物よりも人間のほうが尊いという意味を含んでいます。だから、人間以外の生き物の命については、人間はランクをつけています。動物の権利を主張する人たちは、動物でも哺乳類のイルカなどは頭で考えている動物だから人間と同じように扱わねばならないというわけです。しかし、命は雑草1本にもあります。したがって、人間の命をあまりにも過度に尊重しすぎると、逆に命の差別を生む優生思想にもつながっていきます。

尊厳死を許容するための法律的論点

尊厳死を許容するためには最小限、本人の意思が必要ということでは一致しています。この本人の意思というのは、「私がこういう状況になったらもう命を永らえる治療はやめてください」と書面ではっきり書く、あるいは書かなくても明示的意思が必要か、あるいは推定的意思でいいのかという問題があります。

「あの親父の元気なときを思い浮かべると、親父の性格ならこういう状態になったら、もう治療をやめてくれ」というだろうと皆で推測する、今までの言動から推測する。あるいは本人の思っていることはよくわからないけれど、長くいっしょにいた家族だからこそ本人の意思を忖度《そんたく》できるから「うちの親父だったらこんな生き方はしたくないはずだ」などという、明示から忖度まで非常に大きな幅があり、どこで本人の意思とみるかという問題があります。意思についても、消極的受け入れから積極的なものまであります。

より確実に生命維持治療を中止するためには、「日本尊厳死協会」や「終末期を考える市民の会」などが作っている『リビング・ウィル（生前発効遺言）』という書面に意思をきちんと書いておくほうが確実です。しかし書面に書いたからといっても、今日書いて来年の今ごろにショック状態になった場合、その時点での意思が大事です。1年前に書いた意思は、来年である今を推定するだけです。書面に書いても、何年経ってもずっと同じ気持ちでいるかどうかはわからないわけです。遺言も同じです。遺言はいくらでも書き直せますが、後で書いた遺言が有効です。したがって、『リビング・ウィル』も1年に1回程度、そのときの心境を反映して書き換えるほうがいいといえるでしょう。

差し控え中止の治療行為の範囲

では、どのような状態になったら中止するのは許されるのか。死が切迫している末期に限るというのが、日本の裁判所の考え方です。遷延性意識障害、すなわち植物状態になったカレン・アン・クインランのような場合には適用できません。死が切迫しているというのはきわめて曖昧な言い方で、1夜から3カ月程度の認識の差があります。終末期や末期という言い方にも大きな幅があります。

なしうる方策について、治療をまったくしないということだけなのか、やった治療を途中で止められるのか。自民党が2012年の解散前に出した法案は、治療の差し控えだけでした。これは非常に曖昧です。

つまり、生命維持治療を1回行ったら生命は持続しているので、それを止めるのは作為的な行為になり何もしないで死ぬという尊厳死よりも安楽死に近づくのだという解釈もできますが、差し控えしか許されないとしたら、急性期にきちんとした治療をすれば命が永らえるときも、1回つけてしまえばもう外せなくなるからつけるのをやめておこうかとなります。これは命を粗末にする方向に働いてしまいます。

差し控え中止の治療行為の範囲は、人工呼吸器のみか、経管栄養も入るのかという問題もあります。カレン・アン・クインランは呼吸器は外したが経管栄養はつけていたので、自発呼吸が出てずっと生きていました。その後にアメリカで同じような事件が起きました。この事案の場合には、経管栄養を外すかどうかが議論になりました。つまり、意識はないが自発呼吸があるので経管栄養を外さないと死ねないわけで、これを外すかどうか、すなわち餓死させるかどうかが問題になったのです。

そして次の事件が起きました。若い妻が意識障害になり、人工呼吸器と経管栄養で命を永らえていて、本人は『リビング・ウィル』で意思を残してはいなかったのですが、夫が「外してくれ」といったのに対して、妻の両親は最後まできちんと治療を続けてほしいといって争いになったのです。このケースでは、最高裁判所は夫に軍配を上げてしまいました。したがって現在、アメリカでは餓死させるというところまで認めています。

では、そうした行為ができるのは医療者に限るのか、家族もやってよいのかという問題があります。オランダでは、安楽死まで認める法律ができました。この場合、きちんと医師が管理し、しかも複数の医師が判断し、死んだ後もきちんと検死官が来て調べます。そして、はじめてその医師は殺人罪から免れます。こうした厳格な手続きをしながら死を早めるという方法を社会的な仕組みの中に入れています。日本では許容条件の事前審査と事後的検証の仕組みはまだ議論されていないですが、オランダなどは仕組みの中にあります。

社会的なルールを法律で作る必要があるか、それとも最近ソフト・ローといわれる何らかのガイドラインでよいのかも問題です。国会で作った法律なのか、専門家委員会などで決めて役所がそれを認証していくガイドラインでよいのかという問題です。

このようにして医療者を法的に免責することが必要になります。

これまでの尊厳死法は「日本尊厳死協会」が取り組んできています。これまで医療現場に刑事捜査が入るという事件がいくつかありました。それで医者の間では、自分たちが刑事処罰の対象になるのはいやだという気持ちもあって、法律を作ろうという動きもあるわけです。

なぜ胃ろうをつくる人が増えるか

胃ろうは、急性疾患で一時的に食べられない人のために、お腹に穴をあけて、栄養を入れるという方法から始まりましたが、とくに認知症の患者や年寄りで食べられない人につくることが多くなりました。一時的なことであれば、それは命を尊重するということで何の問題もないのですが、年とって食べられなくなったから胃ろうをつくるというのは、食べなければ餓死してしまうから、しかも口から食べさせれば気管に入って誤嚥性肺炎を起こして死んでしまうからということで、食べることで肺炎が起こることを防ぐために、胃ろうをつくるようになったのです。

最近では、むしろ胃ろうをつくることで口の中で雑菌がはびこり、それが肺炎の原因になると考えられています。だから、胃ろうによって肺炎を防ぐといっているのが、胃ろうをつくれば別の肺炎が起こることになるわけで、肺炎防止ということを考えたら胃ろうが必ずしも役に立っているわけではないということになります。

一時的に胃ろうをつくってトレーニングしてから経口摂取に戻れる人もいますが、いったん胃ろうをつくってしまうと、経口摂取の練習をしなくてもそのほうが管理が楽だということになり、一生胃ろうがつくり放しになってしまうともいわれます。

最近では、お年寄りが食べないのは、死が近づいてきたからだという意見もあります。人間が死ぬという、いわゆる老衰が近づいてくるということは、食べなくなることが当たり前のことになります。その当たり前を「どうして無理やり胃ろうをつくって食物を入れようとするのか」という考え方から、高齢の患者に対して胃ろうをつくることに消極的な医師も増えてきて、ここ数年大きな話題になっています。

生命は誰のものかを考えておく

命は誰のものか。本人の意思を明確にしておくことが、本人の生き方を家族に伝えることにもなりますし、家族がどうすれば本人がいちばん幸せな終末期を迎えることができるのかという選択の数少ない基準になります。とくに、家族の間でもだんだんと話し合いが少ない社会になってきていますので、本人の意思を明らかにしておくことは、何があっても大事なことだろうと思います。

財産的なものについては、遺言書を書く人が最近は増えていますが、財産的なことだけを書くのでなく、自分の考えていることをきちんと残しておくことが大事です。そして、本人がどうしたいのかということを医師や看護師にもきちんと伝えて、医療者、患者、家族関係をよりよくしていくための道具にしていくということが重要ではないかと思います。きちんとした人間関係がない忙しい医療現場の中で、杓子定規に運用されると、この人は生命維持医療をしなくてもいい人なのだから何もしなくていいよ、となってしまいます。

家族の中でも医療者ともよい関係があって、本人の意思を尊重しているのに、最期のときに法や警察が介入するのはおかしな社会だといえましょう。法が介入する事案はほとんど本人の意思などはありません。しかもそれが発覚するのは、内部告発です。

だから、お粗末な医療が行われている中で警察が介入するということになります。ですから、家族や医療関係者がきちんと円滑に行っているものに対して、法や警察が介入することがあってはいけません。いずれ法ができるかもしれませんが、法ができなくても家族みんなで最期の幕の閉じ方を決めていくということにしていけばいいのだろうと思います。

私の生母は、最期に大腸がんを患ったのですが、手術を拒んで入院後のちょうど1年くらい経ってから、家族が見守る前で息を引き取りました。主治医との関係もよく、大腸がんと知りながらも、本人の意思でがんの切除手術という延命治療をしないで、納得して死んでいったのです。また、養母も腎不全になり、人工透析が必要になったのですが、本人がこれをいやがってしなかったので、だんだんと悪くなり、亡くなる前夜に目を開けて

「もういいから……」といって亡くなりました。

こうして80歳代半ばで亡くなった2人の母親は、人生をまっとうしたと思います。尊厳死したとは思いません。死を早めたとも思えません。母親がどんな死に方をしたいのかということを、家族にそれとなく話してくれていたから、いっしょに死に対処することができたのではないでしょうか。身寄りがなくて1人住まいの方は、いっそうたいへんだと思います。ですから、最期のときは地域で対応していくべきではないかと思います。

終 章

おまかせデス（死）から自分のデスへ

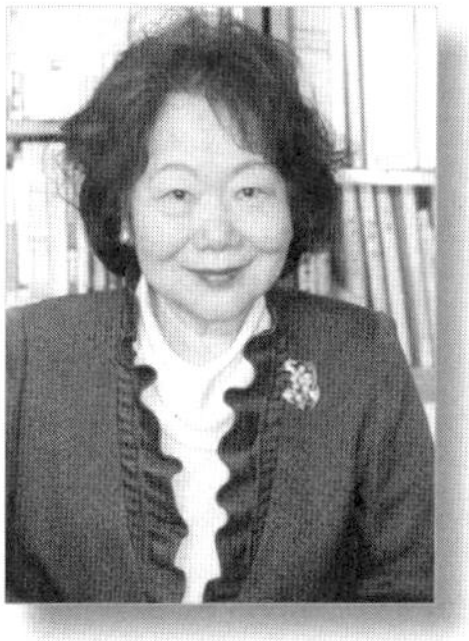

樋口　恵子

ひぐち　けいこ
NPO法人 高齢社会をよくする
女性の会 理事長

生前に最期の医療を明らかにしておく

「人生最期の医療」というテーマは、私個人にとって十数年来胸にしまわれた重い課題でした。15年前、つれあいを看取った経験と、いまや82歳という私の年齢が、いよいよ自分の番だという事実を前にして時々刻々その大きさと意味を増してきたのです。

夫は胸部大動脈瘤の手術をして社会復帰が叶いましたが、7年後、多発性脳梗塞で倒れました。その際は気管切開し、鼻腔栄養、膀胱カテーテルなど何本もの管をつけ、わずかに右手親指、まばたきのみで意思疎通が可能でした。常時吸痰の必要があり、3年3カ月の入院生活ののち亡くなりました。

彼は、元気なころ自分の生き死ににについてたいへん明確に、繰り返し語る人でした。「プロダクティブでなくなったら俺は生きていたくないな」。そしていつも活動的でいつも忙しく人間関係も賑やかな人でした。

ですから、この不如意な状態で生きることを彼がどう感じているか気になりました。気管の消毒をするため、わずかに無声音で話せる時間がありましたが、彼はついに何もいいませんでした。痛みが少なかったせいか、一個の生命体として生きることを楽しんでいる風情がありました。身辺を賑やかにしてくれた教え子や親族に心から感謝しています。

　病院側から提案された胃ろうは、指1本の意思表示できっぱりと拒否しました。胃ろうが普及しかけたころの話で、その医学的意味を十分理解したからとは思えません。脳梗塞のきっかけがごく小さな外科手術だったこともあって、もう身体への侵襲はごめん、現状維持がいい、ということだった、と思います。

　最期は、彼の意思に沿うかたちで見送れた、と私はほぼ満足し感謝しています。仮に彼から「プロダクティブでなくなったから早く死にたい」といわれても、どうしようもなかったのですから。もちろん、入院費に困らないというわが家の経済的条件と、医療保険制度に支えられてのことでした。

　私は今、自分の最期の医療について自分の意思を生前に明らかにしよう、という動きに賛同しています。身分証明書代わりの後期高齢者医療被保険者証のケースに、「延命のためだけの医療ご辞退」のカードを収めています。と同時に、今のまあ元気といえる私の決断が、つれあいのように長病みしたときに、変わらないかどうかまったく自信はありません。意識があったらそのときの希望を優先していただきたい、意識がなくなったときには、家族や医療関係者を悩ませないためにも、指示どおりしていただきたいと思います。

　話し合ってみると私どもの会の内外で家族を看取りながら、悩み、戸惑い、悲しんだ経験をした人がたくさんいることに気づきました。平安な最期をと思っても医療陣に拒否された例、点滴を外すからと手を縛られて亡くなった例、きょうだい間の意見が一致せず悔いの残る例……。そうするうちに、ようやく医学会、医療者団体、厚生労働省など各方面から、終末期の医療について、ガイドラインや意見表明が行われるようになりました。いくつかの事件となった病院の例も大きな社会問題になったことは、本書の中に示されたとおりです。まさに、個人的なことは社会的なことでありました。国会では尊厳死法案が審議される予定だといわれます。

人生最期の医療に関する調査から

私たちは、各方面の識者による講演会を通して学習を進めるとともに、本会として独自の調査「人生最期の医療に関する調査」に取り組んで、２０１３年5月に報告書をまとめました(公益財団法人倶進会２０１３年度一般助成)。報告書はすでに別に発行されていますが、同時進行の講演会記録が出版されるこの機会に、その概要を簡単に報告させていただきます。

調査の特徴を述べるならば、何よりもかけがえのない自分の命の主人公である「当事者」

を中心としたことです。専門家集団の先行調査や提言は、専門性を踏まえて貴重なものであり、私たちも多くを学ばせていただきました。

一方で、医療側には、刑事事件になりかねない最期の医療について免責されたいという思いがあります。政府の立場には、増大する一方の医療費とくに後期高齢者や最期の医療費に対する抑制の思いが見えて、ときに違和感をもつこともあります。しかし、私たち一般市民である家族や当事者からみても、平安で幸福な命のあり方や終わり方を時代に合わせて検討し、意思表明したい、という点では軌を一にしていることも確かです。

素人の私たちが、生き死にの当事者として家族にお任せ、お医者さんにお任せでなく、自分の意思をもつこと、最期のあり方を自分自身で選択すること、それは家族をはじめ親しい人々への思いやりではないかと思います。「おまかせデス（死）から、自分のデスへ」といえるように……。

この調査は以上のような私たちの思いを乗せて２０１２年12月～13年3月まで、全国の会員内外から機縁法によって郵送、ファックス、eメール、インターネットによって、10代から90代の５３９０人という多数の回答を得ました。私たちの会の特質から、回答者の75％が女性、年齢は女性60歳以上が6割、男性は50歳以下が半数近くを占めています。家族を看取った経験者は女性64・2％、男性48・7％。

調査事項は、次のとおりです。
①意思表示ができず治る見込みがなく全身症状がきわめて悪化したとき、鎮痛剤を使ってほしいか、心臓マッサージなどの心肺蘇生をしてほしいか
②①と同じような状態でかつ口から食べられなくなったとき、延命のための栄養補給（鼻チューブ、胃ろう）を望むか
③最期の医療について家族か信頼できる人と話し合ったことがあるか
④それを書面にしているか
回答結果は、人工呼吸器、胃ろう、鼻チューブについて、約85%が「してほしくない」と回答、とくに「みとり経験あり」の人はない人より延命処置に否定的な意見が高くなっています。

最期の医療について「話し合い伝えてある」は女性3分の1、男性4分の1。「書面にしてある」は男性3・6%、女性5・8%と1割にも届きません。「これから書面にしたい」は60～70代では4割台に達しています。

これらを受けて私たちは、自分の最期の医療について、まず親しい人々と話し合い、書面にすることをすすめたいと思います。

新しい「看取りの文化」が始動しはじめた

この調査と併行して、医療従事者（医師131人、看護職91人）に、①高齢の患者や家族と最期の医療方針について話すときどんな困難があるか、②最期の段階にある患者の医療方針を決定するおもな要素は何か、などについて質問しました。医療方針については、本人の意思不明、家族間の意見不一致などが目立っています。

これらの調査は、副理事長（沖藤典子、袖井孝子）はじめ本会役員が協力して行いました。全体調査の主査は木間昭子理事、医療関係者の主査は渡辺敏恵運営委員が担当しています。ご協力ご参加くださったすべての方々に改めて心からの御礼を申し上げます。ここでご紹介できないのが残念ですが、自由記述の書き込みが多く、延命治療した人にもしない人にもそれぞれ後悔が残り、家族の死に対する思いの深さが迫ってきました。今回、私たちが行ったアンケート用紙を前にして「はじめて80代の母親と話し合えた。何か媒介がないと家族間で話し合えない」という複数の声をいただいています。

以上のような調査結果、そして本書の内容である各先生方の講義を拝聴しながら、今、新しい「看取りの文化」というべきものが始動していることを感じました。その文化の特徴は、まず多様性の容認であり、そして自己決定の尊重、個の尊重であろうと思います。そのうえに立った、家族をはじめ他者の生と死に対する関心と愛惜の情です。これだけ変化の激しい世の中にあって、一方で大衆社会、一方で無縁社会といわれながら、人は誰しも、貧富にかかわらず1人ひとり個別に看取られ、個別に送り出されます。これこそ、人間の正常な営みであり平和の証しではないでしょうか。そして専門家も市民団体である私たちも、混沌の中から時代にふさわしい一定の合意を形成しようと一生懸命になっているのです。本書の発刊もそんな人間らしい営みに、参画したものです。

各方面のエキスパートによる講演集を再読し、私は生も死も人と人とのつながりの中にあることを再認識できました。よく、「人はひとりで生まれ、ひとりで死んでいく」といわれます。たしかにそうです。私も、ふとさびしくなったときなど、自分への戒めとしてこの言葉を呟きます。

しかし本書をひもとき、こうも思いました。人はひとりでは生まれない。誰かに見守られて生まれ、そして他者の助けを借りて、支えられながら死んでいく……と。

老いて、介護を要するようになり、多くの判断や行動にも他者の手を借り、しかし自分の意思に基づいた方法で最期を迎える。そしてまた本人の意思を尊重した見送られ方、葬られ方をし、一定の時間、人の心に残る。この間どんなに多くの人々がかかわり、出会うことでしょう。こうして人生の歴史は受け継がれます。終わりをよく考えることは、さまざまの初めにつながるという思いを新たにさせていただきました。

ありがとうございました。

著者一覧

1章　渡辺　敏恵（自分らしい「生き」「死に」を考える会代表）

東京女子医科大学非常勤講師、内科専門医、医学博士。同会ホームページ（www.ikisini.com/）※「私の生き方連絡ノート」購入方法参照

2章　新田　國夫（医療法人 社団つくし会理事長）

日本臨床倫理学会理事長、全国在宅療養支援診療所連絡会会長、福祉フォーラム・東北会長、福祉フォーラム・ジャパン副会長

3章　石飛　幸三（特別養護老人ホーム「芦花ホーム」常勤医）

ドイツのフェルディナント・ザウアーブルッフ記念病院で血管外科医として勤務ののち、東京都済生会中央病院副院長などを経て現職

4章　苛原 実（在宅ケアを支える診療所・市民全国ネットワーク会長）

日赤医療センター、福島県立医大関連病院で研修後にいらはら診療所を開業。在宅支援診療所として在宅医療に力を入れた地域医療を行う

5章　木村　晋介（弁護士）

弁護士法人木村晋介法律事務所所長、日本カンボジア法律家の会代表、王立プノンペン法律経済大学講師、カンボジアの弁護士養成に尽力

6章　小賀野　晶一（千葉大学法政経学部教授）

早稲田大学大学院法学研究科博士課程を単位取得退学後に秋田大学講師、助教授、教授などを経て現職。専門は民法、成年後見法、事故法

7章　鈴木　利廣（明治大学法科大学院教授・弁護士）

医療問題弁護団代表、東京HIV訴訟弁護団事務局長、薬害オンブズパースン会議代表、薬害肝炎全国弁護団代表、日本医事法学会理事

終章　樋口　恵子（NPO法人 高齢社会をよくする女性の会理事長）

《編者紹介》

樋口 恵子（ひぐち・けいこ）

NPO法人 高齢社会をよくする女性の会・理事長。東京家政大学名誉教授，日本社会事業大学名誉博士。おもな著書に『大介護時代を生きる』（中央法規出版），『人生100年時代への船出』（ミネルヴァ書房），『おひとりシニアのよろず人生相談』（主婦の友社）などがある。

NPO法人 高齢社会をよくする女性の会

高齢社会における問題を総合的に調査研究し，高齢社会をよくするための福祉と生涯学習を推進し，望ましい高齢社会を男女共同参画社会の視点から実現することを目的に，1983年に設立。2005年に，内閣府から NPO法人の認証を受けて会は新たにスタートした。

事務局　住所：〒160-0022　東京都新宿区新宿 2-9-1-802
TEL：03-3356-3564（月・水・金）　FAX：03-3355-6427

自分で決める　人生の終《しま》い方
――最期の医療と制度の活用――

2014年６月30日　初版第１刷発行　〈検印省略〉

定価はカバーに
表示しています

編　者　樋口恵子
発行者　杉田啓三
印刷者　坂本喜杏

発行所　株式会社　ミネルヴァ書房
607-8494　京都市山科区日ノ岡堤谷町１
電話代表　(075)581-5191
振替口座　01020-0-8076

冨山房インターナショナル・藤沢製本

ISBN 978-4-623-07100-5
Printed in Japan